Agathe Israel (Hg.)

Abstinenz als Zugang zum inneren Erleben

AF850644

Jahrbuch für teilnehmende
Säuglings- und Kleinkindbeobachtung

Agathe Israel (Hg.)

Abstinenz als Zugang zum inneren Erleben

Jahrbuch für teilnehmende Säuglings- und Kleinkindbeobachtung 2025

Mit Beiträgen von Gertraud Diem-Wille, Agathe Israel, Jeanne Magagna, Hale Usak und Lisa Wolff

Psychosozial-Verlag

Das Jahrbuch wird gefördert vom Förderverein für analytische Kinder- und Jugendlichentherapie Krefeld e. V., Förderverein für kleinianische Psychotherapie und Weiterentwicklungen Berlin-Brandenburg e. V., Institut für analytische Kinder- und Jugendlichenpsychotherapie – Esther Bick Berlin

Bibliografische Information der Deutschen Nationalbibliothek
Die Deutsche Nationalbibliothek verzeichnet diese Publikation in der Deutschen Nationalbibliografie; detaillierte bibliografische Daten sind im Internet über http://dnb.d-nb.de abrufbar.

Originalausgabe
© 2025 Psychosozial-Verlag GmbH & Co. KG
Gesetzlich vertreten durch die persönlich haftende Gesellschaft Wirth GmbH,
Geschäftsführer: Johann Wirth
Walltorstraße 10, 35390 Gießen, Deutschland
0641 969978 0
info@psychosozial-verlag.de
www.psychosozial-verlag.de

Alle Rechte vorbehalten. Kein Teil des Werkes darf in irgendeiner Form (durch Fotografie, Mikrofilm oder andere Verfahren) ohne schriftliche Genehmigung des Verlages reproduziert oder unter Verwendung elektronischer Systeme verarbeitet, vervielfältigt oder verbreitet werden.

Umschlagabbildung: © Agathe Israel
Umschlaggestaltung und Innenlayout nach Entwürfen von Hanspeter Ludwig, Wetzlar
Druck und Bindung: Druckhaus Bechstein GmbH
Willy-Bechstein-Straße 4, 35576 Wetzlar, Deutschland
Printed in Germany

ISBN 978-3-8379-3390-1 (Print)
ISBN 978-3-8379-6362-5 (E-Book-PDF)
ISSN (Print) 2749-2990
ISSN (Online) 2749-3008

Inhalt

Einleitung

Agathe Israel

Jahrbuch für teilnehmende Säuglings- und Kleinkindbeobachtung 2025, 7–19
https://doi.org/10.30820/9783837933901-7
https://www.psychosozial-verlag.de/jtskb

Abstinenz – ein Anachronismus?

Es mag anachronistisch erscheinen, unser fünftes Jahrbuch für teilnehmende Säuglingsbeobachtung der Abstinenz zu widmen. Denn wir befassen uns mit einem Terminus, der sich seit seiner Einführung in die Psychoanalyse auf dem Hintergrund der Ein-Personen-Psychologie und Triebpsychologie von seinem ursprünglichen Bedeutungsgehalt weit entfernt hat. Freud erfand den Begriff aus einer Notlage heraus als Verbotsdiktum jeglicher Grenzüberschreitung zwischen Patientin und Analytiker[1]; Diktum, Verbot deshalb, weil es zwei dramatische, sexuelle Beziehungen zwischen Arzt und Patientin durch Ferenczi und Jung gab. Die beiden jungen Frauen wurden dadurch nicht nur als integre Personen verführt und verletzt, sondern Freud fürchtete auch eine Beschädigung seiner jungen Wissenschaft.

Die Erkenntnis der behandlungstechnischen Bedeutung veröffentlichte er erst vier Jahre später. Freud erweiterte 1919 den ersten ethischen Auf-

1 Freud wandte sich besonders an seine männlichen Kollegen mit seiner Mahnung, »die Kur muss in der Abstinenz durchgeführt werden […]. Sondern ich will den Grundsatz aufstellen, *daß man Bedürfnis und Sehnsucht als zur Arbeit und Veränderung treibende Kräfte bei der Kranken bestehenlassen und sich hüten muß, dieselben durch Surrogate zu beschwichtigen«* (Freud, 1915a, S. 313, Hervorh. i. O.). Zu dieser Klarstellung veranlassten ihn die Liebesbeziehungen von Jung und Ferenczi mit Patientinnen. Der ethische Aspekt sollte primär den männlichen Analytiker schützen vor der sexuellen Verwicklung mit Patientinnen in der patriarchal geprägten Welt Anfang des 20. Jahrhunderts. Er muss jedoch in allen professionellen Abhängigkeitsbeziehungen bis in die Gegenwart gestärkt werden, wie uns die MeToo-Bewegung zeigt.

© Psychosozial-Verlag GmbH & Co. KG, Gießen · www.psychosozial-verlag.de

trag um den Aspekt der Wunsch-Versagung: »Der Kranke soll, was sein Verhältnis zum Arzt betrifft, unerfüllte Wünsche reichlich übrig behalten« (Freud, 1919a, S. 189).

Er tat dies allerdings, ohne die ethisch-normative Seite (Schutz vor Übergriffen) ausreichend von dem behandlungstechnischen Aspekt der Abstinenzforderung (Versagung als Motor für Motivation und Veränderung) abzugrenzen. Der Begriff Abstinenz ist deshalb von Anfang an doppeldeutig zu verstehen (vgl. Ramshorn Privitera, 2013). Beide Aspekte versah Freud mit einem »muss«, weil die Abstinenz neben Deutung und Übertragung seine Psychoanalyse ausmachte. Er verstand unter Abstinenz das Bündel von Verhaltensweisen des/der AnalytikerIn, dem/der PatientIn in Bezug auf seine/ihre Symptome so wenig wie möglich Befriedigung zu bieten. Dieses Dictum behinderte die Möglichkeit, sich von den Bedürfnissen und Begehren der PatientInnen, die in der therapeutischen Beziehung aufkommen, berühren zu lassen und die Auswirkungen dieser Einlassung wie Körpersensationen, Gefühle, Interaktionen, Enactment zu untersuchen. So war in den Anfängen der Psychoanalyse der Weg verstellt, die TherapeutInnen nicht nur als Übertragungsobjekt, sondern auch als Entwicklungsobjekt zu nutzen.

Der Logik der Ein-Personen-Psychologie und Triebpsychologie folgend, gab es – zumindest für die Kinderanalyse – auch keine Intimität in der therapeutischen Beziehung, die gegenüber Außenstehenden zu schützen gewesen wäre. Solange die Psychoanalyse sich auf das Triebmodell stützte, beschränkte sich der ethische Aspekt der Abstinenz in der Kinderanalyse auf das Verbot sexueller Übergriffe analog der Analyse Erwachsener. Aber eigentlich gab es gar keinen ethischen Aspekt in der Kinderanalyse, denn das Kind wurde herausgelöst aus seinem Familiensystem als monadisches Wesen betrachtet. So gab es unter den KinderanalytikerInnen keinerlei Probleme, eigene Kinder zu nötigen, bei befreundeten AnalytikerInnen in Therapie zu gehen und mit den KollegInnen ein systematisches Reportsystem über das Kind zu betreiben: »Wir Kinder wurden unter den Psychoanalytikern besprochen, das hat meine Schwester später erforscht. Das heißt, Anna Freud hat alle diese Frauen, Analytikerinnen, beherrscht. Und sie gaben über alles, wie es uns geht, Reportage, auch in der Therapie. Ich musste zu Berta Bornstein« (unveröffentlichtes Interview mit Eva Reich, 2001). Die essenzielle Kraft von Beziehung und Bindung für die psychische Entwicklung und Behandlung und die damit verbundenen Bedürfnisse, Gefühle und Ängste hatten noch keine Bedeutung. Und für die Intimität in der Behandlung als Ausdruck einer einzigartigen Beziehung zwischen zwei Menschen und eines intrapsychischen Raums fehlte es noch an Verständnis. Dies möchte ich mit Erinnerungen von Eva Reich[2], der ältesten Tochter des Psychoanalytikers Wilhelm Reich, veranschaulichen. Sie erzählte mir, dass sie als dreijähriges Kleinkind von ihrer Mutter Anni Reich, Kinderanalytikerin, Ehefrau des Freud-Schülers Wilhelm Reich, »zu Berta Bornstein[3] in Therapie gegeben wurde«[4]. Weshalb konnte Eva nicht sagen. Aber sie erinnerte sich, dass sie unter der Trennung von ihrer Mutter litt. Die Mutter reiste zusammen mit dem Vater Wilhelm »nach Russland, um in der jungen Sowjetunion die psychoanalytische Bewegung voranzubringen«. Sie wusste aus Erzählungen, dass sie bereits als Baby öfter in andere Hände gekommen war. »Und statt uns zu bemuttern, waren die Eltern immer weg.« Oft wiederholte sie den Satz: »Mir fehlte die Mutter und man gab mir eine Therapeutin. Alles, was in der Therapie geschah, wurde der Mutter und Anna Freud berichtet.« Das kleine Kind bemerkte diese löchrige Situation durchaus, wurde aber immer wieder gezwungen dorthin zu gehen. Sie merkte an, dies sei keine Ausnahme gewesen, sondern »es war durchaus üblich, dass die Kinder der Analytiker von den Kolleginnen behandelt und im Kolleginnenkreis besprochen wurden«. Sie erzählte, dass in der Jahre dauernden Therapie ihr Leiden an der mangelnden elterlichen Zuwendung als Triebkonflikt verstanden wurde. »Berta sollte alle unsere Probleme lösen und sie (sehr betont) war das Problem.« Eine dramatische Szene, die dieses Missverstehen zwischen den Eltern und dem Kind widerspiegelt, schildert sie aus der Berliner Zeit der Familie Reich, Ende der 1920er Jahre. Eva hörte aus dem Nebenzimmer den heftigen Streit ihrer Eltern. »Er brüllte, sie weinte.« Eva fürchtete, »sie werden sich umbringen. Ich fiel auf die Knie, faltete die Hände und betete zu Gott: ›Mach, dass der Streit aufhört‹, so wie es mir meine Nanny Mizi, die ein-

2 Eva Renate Reich (1924–2008) war eine österreichisch-amerikanische Ärztin, die besonders auf dem Gebiet der »sanften Geburt« und der Behandlung von Babys Theorien ihres Vaters Wilhelm Reich als »sanfte Bioenergetik« weltweit verbreitete.

3 Berta Bornstein (1896–1971) war Pädagogin und Psychoanalytikerin und arbeitete mit Anna Freud zusammen. Bornstein zählte zu den Mitbegründern der Kinderanalyse und zu den einflussreichsten Kinderpsychoanalytikerinnen. Ihre Arbeiten sind Klassiker auf dem Gebiet der Kinderanalyse, ihre Falldarstellungen wurden mit denen Sigmund Freuds verglichen. Sie entwickelte die Widerstandsanalyse und gehörte zu den wenigen AnalytikerInnen, die mit sehr kleinen Kindern arbeiteten.

4 Die Gespräche mit ihr (in Transkription) führte ich 2001 in Hancock/Maine.

zige treue Person in meinem Leben, beigebracht hatte.« Die Tür flog auf. Die Eltern sahen das betende Kind. Das war verboten und sie diagnostizierten: »Es hat einen Masturbationskomplex.« Eva sah sich und ihre jüngere Schwester als »Waisenkinder, weil die Eltern fehlten. Ich konnte nicht sagen, ›ich will meine Mutti‹«.

Aber allein die physische Anwesenheit konnte die Verlorenheit nur begrenzt mildern, denn selbst die anwesenden Eltern waren nicht empathisch zugewandt, sondern besetzt mit ihren Beziehungskonflikten, die die Kinder mitzutragen hatten. Die persönliche und berufliche Nähe der Therapeutin zu Evas Eltern machte es unmöglich, das eigentliche Problem – falls es überhaupt gesehen wurde – anzusprechen. Im Gegenteil: »Nach der Scheidung der Eltern sollte Berta Bornstein mir den Vater aus dem Kopf treiben. Eine Hirnwäsche.«

Nun waren und sind solche Umstände des fehlenden Containers und mangelnden Containments bis heute keine Seltenheit. Aber aus unserer heutigen Perspektive empfinden wir ein (psychoanalytisches) Abstinenzverständnis unerträglich, das die lebensspendende, transformierende Kraft von Beziehungen ausblendet und das Kind, das dringlich auf einen gemeinsam geteilten Fühl- und Denkraum angewiesen ist, als »Monade« behandelt, also als ein in sich geschlossenes körperlich-psychisches Wesen, das den Anderen oder Anderes lediglich in der Übereinstimmung mit sich selbst bzw. Sicherung eigener Interessen wahrnehmen kann.[5]

Abstinenzverständnis in der Gegenwart

In der Psychoanalyse der Gegenwart wird zunehmend gegen Ende des 20. Jahrhunderts die psychoanalytische Situation als ein Interagieren zweier Personen begriffen, die sich beide in ihrer Subjektivität verstehen müssen (vgl. Mertens, 1992). Diese als »epistemologische Grundhaltung« der Psychoanalyse zu bezeichnende Position unterscheidet sich stark von

5 Diese egozentrische Auffassung der Intersubjektivität wurde erst Jahrzehnte später verlassen, als gestützt auf die Säuglingsforschung und -beobachtung sowie Behandlung von Kindern im präverbalen Alter auf ein primäres Interesse im Anderen und damit verbundene Erwartungen und Ängste stieß und die Ansicht dahingehend änderte, dass »der Kern der Intersubjektivität« darin besteht, »kognitive und affektive Zustände mit anderen zu teilen bzw. diesen mitzuteilen« (vgl. Bedorf, 2006, S. 6).

der Grundhaltung der Psychoanalyse in ihren Anfängen. Man kann sich nach heutigen Maßstäben der Diskussion zu dieser Subjektivität im Erkenntnisprozess bekennen, ohne als MystikerIn oder als unwissenschaftlich eingeschätzt zu werden (vgl. auch Cremerius, 1984). »Es ist das Zulassen eines subjektiven Fühlwissens, das zu einem besseren Verständnis von Intersubjektivität führt und nicht eine zwanghafte Objektivität, deren Ideal die affektisolierte Metrisierbarkeit ist« (Mertens, 1998, S. 67).

In der Gegenwart beschreibt Abstinenz die innere Haltung, auf eigene Ziele und Absichten zu verzichten, sich von der (inneren) Welt der PatientInnen berühren und nötigenfalls als Entwicklungsobjekt gebrauchen zu lassen, dabei laufend sich selbst und das Beziehungsgeschehen zu reflektieren. Zwei Subjekte begegnen sich und gestalten unvermeidlich die Situation. Der/die TherapeutIn trägt dafür die Verantwortung und die Aufgabe. In der psychoanalytischen Literatur taucht »Abstinenz« als Untersuchungsgegenstand eher selten auf. Vermutlich weil sich ihr ursprünglicher Bedeutungsraum so erweitert und verändert hat, und davon abgeleitete Vorstellungen von größerem Interesse sind. So spricht man zum Beispiel von der reflexiven Abstinenz (Ramshorn Priviteria, 2013; Körner & Rosin, 1985), von der kontrollierten Subjektivität oder von subjektiver Abstinenzhaltung (Mertens, 1998), von Mentalisierung oder von der hilfreichen Beziehung (Ermann, 1996 [1993]). Allen Ableitungen ist aber als Ausgangspunkt die Zurückhaltung gemeinsam. Bei Meltzer wird die abstinente Haltung lediglich am Rande erwähnt. Weitaus wichtiger erscheint ihm, zu unterscheiden, wann, wie und weshalb infantile Bedürfnisse von dem/der AnalytikerIn befriedigt oder gedeutet werden und welche Beziehungsdynamik sich darin verbirgt (Meltzer, 1995 [1967]).

Die Abstinenz in der teilnehmenden Säuglingsbeobachtung

Die Abstinenz erhält im Kontext der Säuglingsbeobachtung eine andere Bedeutung als die mit der ursprünglichen verbundene, die sich auf ethische und behandlungstechnische Effekte bezog. Wir haben als BeobachterInnen weder einen Behandlungsauftrag, noch sind das Baby oder seine Familie PatientInnen, die Hilfe und eine/n »ExpertIn« brauchen, was eine »asymmetrische« Beziehung nach sich zöge. Dennoch ist es für unsere Beobachtungsaufgabe hilfreich, über die ethischen und beobachtungstechnischen Aspekte, die äußeres Verhalten und die innere Haltung prägen, nachzudenken. Denn wir befinden uns in einer ungewöhnlich offenen Begegnungssituation, die lediglich durch unsere Beobachtungsaufgabe und unseren Status als Lernende eine Kontur erhält.

Der *ethische Aspekt* der Abstinenz in der Säuglingsbeobachtung lässt sich aus meiner Erfahrung am deutlichsten als Respekt und Achtung der Grenzen beschreiben. In der Säuglingsbeobachtung bewegen wir uns überwiegend in der »Mutterwelt«. Ich führe zuerst auf, welches Verhalten der ethische Aspekt der Abstinenz in der Beobachtung unterstützt: die Mutter und Frau (bzw. den Vater und Mann und die Geschwister) zu respektieren, also weder zu beraten, noch zu helfen, wenn nach unserer Auffassung Ungewöhnliches oder Befremdliches geschieht. Beides überschreitet die Grenze, tastet Eigenständigkeit und Würde an und befriedigt unser narzisstisches Bedürfnis, hilfreich-überlegen zu sein. Auch gehört dazu die vorgegebenen zeitlichen und räumlichen Bedingungen zu achten und sich nicht versorgen zu lassen.

Ebenso wichtig ist es, bestimmtes Verhalten zu *unterlassen*. Dazu zählt nichts zu fordern, nicht auf guten Bedingungen zu bestehen (wie Einhaltung der Vereinbarungen und Regeln, Begrüßung, BeobachterInnenstuhl, Pünktlichkeit, Urlaubsabstimmungen u. ä. m.), sondern immer zu erfragen, zu erbitten. Ebenso, das eigene Bedürfnis nicht zu befriedigen, Stille, Unbehagen, Spannungen (und unsere damit verbundenen Ängste) durch Unterhaltung, konventionelles Geschwätz beseitigen zu wollen.

Diese ethischen Hinweise sind eine brauchbare Hilfe, um uns im Dschungel der Beziehungen und primitiven Zustände, wie Verwirrung, Entsetzen, Sehnsucht, Erregung, bewegen zu können, ohne die Situation oder den Anderen von vornherein zu verletzen, zu stören. Wir brauchen den ethischen Aspekt, um uns eine eigene innere Kontur als Mensch und BeobachterIn zu schaffen.

Nicht selten wird die Säuglingsbeobachtung als »unethisch« bezeichnet, weil der/die BeobachterIn sich »selbstsüchtig« am Familienleben bereichert, weil er/sie sich nicht zur Verfügung stellt als RatgeberIn, GesprächspartnerIn, SpielgefährtIn, zum Babysitten. Das ist eine Karikatur der Begegnungserfahrungen und des intersubjektiven Wechselspiels. Denn unausweichlich bietet die Begegnung mit einer gleichbleibend wohlwollend, aufmerksamen, respektvollen Person ein gutes Modell für Verbindung und Zusammenkommen, ohne dass sich sofort eine Veränderung einstellen muss.

Man kann nur zustimmen, dass die genannten ethischen Ansprüche an das abstinente Verhalten, die Beobachtungstechnik unterstützen. In deren Mittelpunkt steht, zu lernen, wie man EmpfängerIn werden und sein kann und wie man wertfrei mit dem Beobachteten umgeht. Das ist mehr als respektvolle Zurückhaltung.

Abstinent-Sein versetzt uns in die Lage, einige wesentliche Tätigkeiten der elterlichen Funktion auszuüben: körperlich-seelisch anwesend sein, beobachten, Teilhabe ermöglichen, denken können. Dies kommt der Reverie am nächsten. Dagegen werden andere (elterliche) Tätigkeiten, die aktiv die Situation verändern, nicht ausgeübt bzw. unterlassen, wie zum Beispiel: Kinderpflege, üben, strukturieren, informieren, schützen. Am deutlichsten war dies für mich in der Frühgeborenenbeobachung zu erleben.

Die Kunst eine abstinente Haltung im Feuer der Begegnung, Erwartungen, Projektionen einzunehmen, ohne unlebendig, kalt und starr zu werden bzw. teilnehmend zu fühlen, nichts zu initiieren, zugleich das eigene Erleben zu reflektieren, erlernt man wirklich am besten während der teilnehmenden Säuglingsbeobachtung. Nicht zuletzt, weil in den kontinuierlichen Supervisionen das Abstinent-Sein und die damit verbundenen Schwierigkeiten untersucht werden und der Verlust der Abstinenz weniger als Fehler, denn als Ausdruck unbewusster Dynamiken verstanden wird, in die der/die BeobachterIn hineingezogen wurde (projektive Identifikation) oder die in ihr/ihm angestoßen wurden.

Wenn die Abstinenz verloren geht

Verstehen wir Abstinenz nicht als einen äußeren und inneren Zustand, der einmal eingenommen, starr und unveränderlich bestehen bleibt, und durch gute Vorsätze und Willensstärke erhalten wird, sondern als interpersonales Interaktionsgeschehen im Hier und Jetzt, eine ständig ablaufende innere Bewegung, um zwischen Nähe und Distanz eine ausgewogene Position zu finden, die sich nicht von Normen und Vergleichen leiten lässt, sondern wertfrei aufzunehmen, was kommt, egal wie irritierend es sein mag. Dann kommt man der Entwicklungssituation, die beobachtet wird, und dem (inneren) Erleben aller Beteiligten näher. Nun wird man wirklich zum Entwicklungsobjekt für das Kind und die Familie.

Anschließend muss ein Abstinenzverlust und der Umgang damit eine neue Konnotation erhalten: Der Verlust darf dann in erster Bedeutung nicht als Fehler oder Versagen der Beobachterin verstanden werden, sondern sollte aus dem Beziehungsgeschehen heraus befragt werden: Wieso, weshalb? Nur so können mögliche bewusste und unbewusste Gründe, die der Abstinenzverlust erst sichtbar machte, untersucht werden.

Solange das Triebmodell und die Ein-Personen-Psychologie vorherrschten, verstand sich die Abstinenz als Norm und Schutz/Abschirmung. Aber selbst als die Objektbeziehungstheorie in die psychoanalytische Behandlungstechnik aufgenommen wurde, erhielten interaktive Prozesse in Bezug auf Abstinenzverstöße eher sekundäre Bedeutung, weil sie zuerst als Versagen oder vermeidbare Fehler der/des TherapeutIn angesehen wurden. Eine Ausnahme sehe ich bei Meltzer, der, wie bereits vorangehend erwähnt, in seinen Texten die Untersuchung des Wieso/Weshalb betont.

Vielleicht stehen die strengen Hinweise zum abstinenten Verhalten in der teilnehmenden Säuglingsbeobachtung für eine ähnliche Ansicht, die keine, über ein »richtig oder falsch« hinausgehende Untersuchung nahelegten. So gab es in den Anfängen der teilnehmenden Beobachtung auch von E. Bick (Bick, 1964) noch keinen Hinweis auf die intersubjektive Wirkung des/der BeobachterIn und ihr/sein inneres Erleben und das damit verbundene bedeutungsvolle Enactment. Wohl spricht Wittenberg (2015) von einem Scheinwerfer, der sich auf das Baby richten soll, Maiello (2007) von Antennen und der Begegnung mit dem eigenen inneren Kind, Klinckwort (1996) vom sechsten Sinn, Lazar (2000) vom ausgewogenen Ort, von dem aus beobachtet werden sollte. Aber alle Interpretationen scheinen wenig den Wert und die Bedeutung der aktuellen Verwicklung, die emotionale Berührung und gegenseitige Einflussnahme willkommen zu heißen, als eine einmalige Quelle für Unbewusstes und unbewusste Prozesse. Entscheidend ist, ob der/die LeiterIn der Supervisionsgruppe die TeilnehmerInnen anregen kann, in die Situation, in der die Abstinenz verloren ging, als ErforscherInnen einzutauchen. Meist müssen sie zuerst heftiges Unbehagen, Schuldgefühle, Vorwürfe, Scham, Feindseligkeit des/der BeobachterIn und der Gruppe aufnehmen. Meist handelt es sich um massive projektive Identifizierungen, die im Abstinenzverlust agiert und in die Gruppe weitergetragen wurden. Strebt die Leiterin jedoch an, möglichst elegant ein »methodenreines« Verhalten zu sichern und damit die Ängste vor dem Unbekannten zu binden, dann ist die intersubjektive Perspektive verloren. Vermutlich unterliegt sie mit der Gruppe dem Sog, den/die BeobachterIn mehr als eine Kamera-Maschine zu sehen, denn als einen Mensch, der Stürme unintegrierter Zustände und Gefühle vom Kind und der Familie abbekommt. Die machten das Denken unmöglich, führten ins Agieren, auch zu Verletzungen des Rahmens (Settings).

Die Frage nach dem Woher, Wohin, Wieso, Was-kommt-von-Wem kann reichhaltiges Material liefern, das wertfrei entmischt werden muss. Denn auch der/die BeobachterIn, sein/ihr inneres Kind und seine/ihre biografischen Situationen tragen zum Verlust der Abstinenz bei. Dabei muss die Gruppe noch einen Schritt weiter gehen und eine unvollständige Entmischung als Ausdruck eines unbewussten Geschehens behandeln. Mit anderen Worten: Das Denken und Reflektieren hört nicht auf.

Behandelt man den Abstinenzverstoß nicht als »Störung«, sondern untersucht man wertfrei alle damit verbundenen Ängste, Verwirrungen, Unwissenheiten, Arrangements, in der sich die Beteiligten befinden, dann kommt man der beobachteten Entwicklungssituation, bzw. deren Abwehr nahe.[6] Und diese Erfahrung lässt sich wiederum auf die spätere TherapeutInnenfunktion übertragen. Besonders KindertherapeutInnen sind dann fähiger, jenseits der Übertragungsdynamik ein Entwicklungsobjekt zu sein.

Die einzelnen Beiträge befassen sich aus unterschiedlichen Perspektiven mit dem Erlernen und ausüben der Abstinenz in der teilnehmenden Säuglingsbeobachtung.

Lisa Wolff eröffnet den Band mit dem Text »Zwischenräume. Abstinenz, analytische Haltung und die Bedeutung des Potenziellen in der Babybeobachtung«. Sie untersucht feinfühlig und fragend anhand von Beobachtungssituationen den gegenseitigen Einfluss äußeren abstinenten Verhaltens und innerer abstinenter Haltung. Sie erläutert, wie beides nicht nur einander bedingt, sondern auch, wie sich wichtige Seins-Räume auftun, weil das Abstinent-Sein des/der BeobachterIn dem Baby ermöglicht, sie mit seinen Fantasien und Projektionen zu besetzen. Sie befasst sich mit der Frage, ob »Momente der *Illusion* nicht auch in der Beziehung zwischen Baby und Beobachter:in auftauchen können, gerade weil wir mit unserer spezifischen, zurückhaltend-anwesenden Art den Blick auf das Baby halten?« Ebenso könnte die

6 Im Zusammenhang mit der Abstinenz, sollten wir auch diskutieren, wie viel eigenes Erleben im Protokoll einer Beobachtungsstunde festgehalten werden darf. Es gibt bis heute SupervisorInnen, die die Meinung vertreten, die Gefühle und Körperzustände und Handlungen des/der BeobachterIn hätten im Protokoll nichts zu suchen. Sie sollten allein durch die Sprache des Protokolls sichtbar werden. Es ginge ausschließlich um eine möglichst detaillierte Beschreibung kindlichen und mütterlichen/elterlichen Verhaltens.

Mutter (der Vater) davon profitieren, denn dieser Blick schiebt sich zwischen Mutter und Kind, eröffnet einen dritten Raum zwischen Impuls und Handlung, den die Autorin mit Winnicotts *potential space* gleichsetzt.

In ihren weiteren Ausführungen geht sie auf besondere Lernerfahrungen ein, die die Säuglingsbeobachtung bietet: zum einen die wachsende Unterscheidungsfähigkeit über die Herkunft der Gefühle während des Beobachtens. Zum anderen die wachsende Fähigkeit des/der BeobachterIn, ungeformte Zustände anzunehmen, ohne in sie deutend eindringen zu müssen, ihre Bedeutung in der Schwebe zu halten. Vielleicht weil erst durch die Begegnung des Beobachteten und des Eigenen bedeutungsvolle Zustände entstehen? Die Autorin vermutet, dass die teilnehmenden und zugleich abstinenten BeobachterInnen eine katalysierende Funktion früher Entwicklungsprozesse zwischen Mutter und Baby erleichtern: »[I]ndem wir z. B. mütterliche Projektionen aufnehmen ohne entsprechend zu (re)agieren, aber auch indem wir durch unsere Haltung vermitteln, dass Zustände auszuhalten und Fehler tolerierbar sind.«

Jeanne Magagna befasst sich in ihrem Text »Die ›Orchestrierung‹ von Abstinenz oder eine einfühlsam verstehende Säuglingsbeobachtungsgruppe aufbauen« nicht nur mit der psychoanalytischen Haltung während der Beobachtung, sondern gibt uns auch Einblicke, wie diese Haltung in der Diskussion der Supervisionsgruppe der BeobachterInnen eingenommen werden kann. Sie arbeitet heraus, wie intuitive Übertragungs- und Gegenübertragungserfahrungen in der Gruppe ein tieferes Verständnis des Beobachteten erschaffen. Es braucht die Unterstützung der/des LeiterIn, der/die selbst durchgängig in der *psychoanalytischen Haltung* bleibt. Abstinenz als deren zentrale Eigenschaft versteht sie als *Verzicht auf Bewertungen.* (Was auch das Ende einer »Fehlerdiskussion« bedeuten würde, Anmerkung A. I.). Damit eröffnet sich sowohl bei der Beobachtung als auch bei der Besprechung der Säuglingsbeobachtung die Möglichkeit der Integration feindseliger und liebevoller Gefühle gegenüber der Familie, wie auch ein tiefes Verständnis für kulturelle Vorurteile und transgenerationale Traumata und die starken Ängste des Säuglings vor Vernichtung und Fragmentierung. Sie stellt abschließend dar – ergänzt durch einen eigenen supervidierten Beobachtungsverlauf –, wie das Beobachtungssetting nach Esther Bicks Auffassung (unter ethischen Gesichtspunkten) für Familien modifiziert werden sollte, in denen ein Muster schwerwiegender pathologischer Eltern-Kind-Interaktionen vorliegt.

Agathe Israel beschreibt in ihrem Beitrag »Wie die abstinente Haltung in der teilnehmenden Säuglingsbeobachtung hilft, frühe Geschwisterbeziehungen zu verstehen« entlang sichtbarer Phänomene die frühe Geschwisterbeziehung: Beobachtungsvignetten sind das Ausgangsmaterial. Geschwister spielen in der teilnehmenden Säuglingsbeobachtung eine wenig beachtete Rolle, obwohl die Methode der teilnehmenden Säuglingsbeobachtung einen guten Einblick in die Beziehung zwischen dem Baby und seinem älteren (Kleinkind-)Geschwister bietet, weil der/die BeobachterIn sich nicht einmischt, erzieht oder reguliert, sondern sich wohlwollend-abstinent verhält. Es wird den Fragen nachgegangen, worauf der Widerstand und der Unwille der BeobachterInnen beruhen, kleine Geschwister als für das Baby bedeutende Andere wahrzunehmen. Die Geschwister in die Beobachtung einzubeziehen, bedeutet, sich für die ödipale Situation zu öffnen, zum Beispiel, wie Geschwisterkinder mit der unausweichlichen Realität des Teilen-Müssens der Eltern umgehen. Es zeigte sich, dass Kommunikation zwischen Babys und kleinen Geschwistern intensiv, eindeutig, authentisch und direkt ist und: je jünger das Geschwisterkind, desto authentischer die Verbindung. Es zeigte sich auch, dass kleine Geschwister auf unterschiedliche Weise voneinander profitieren, dass sie über Nachahmung, Inspiration, Identifikation und Empathie voneinander lernen und sich in Freundschaft, Feindschaft und Ambivalenz gegenseitig anspornen. Sie sind auch nützlich, um starke Emotionen wie Neid, Eifersucht, Liebe und Dankbarkeit zu erleben. Dabei stieß die Autorin auf ein nicht seltenes, scheinbar bizarres Verhalten des älteren Kindes gegenüber dem jüngeren (Baby), das offenbar der intrusiven Identifikation dient, um eine Verschmelzung mit dem inneren Mutterobjekt zu erreichen.

Gertraud Diem-Wille stellt in ihrem Beitrag »Abstinenz und Containment in der psychoanalytischen Babybeobachtung und Therapie« die Lernerfahrung der Säuglingsbeobachtung für die analytische Therapie in den Mittelpunkt. Sie beschreibt die Säuglingsbeobachtung als höchst geeignete Methode, das Spannungsverhältnis von Abstinenz und Containment im therapeutischen Prozess gestalten und produktiv nutzen zu lernen. Sie erklärt zuerst mit Beobachtungszenen: »Die intensive emotionale Anteilnahme bei einer gleichzeitigen Abstinenz von jeder Form der Steuerung ermöglicht es zugleich, sich auch als innerer Beobachter/innere Beobachterin der eigenen wachgerufenen Gefühle ernst zu nehmen.« Die/der künftige TherapeutIn wird dadurch sensibilisiert und geschult für die Offenheit für multiple Perspektiven, für die Bedeutung des Settings sowie das Wahrnehmen intensiver Gefühle und das Nachdenken darüber. In Szenen einer Kindertherapie wird die Transformation dieser Fähigkeiten veranschaulicht. Besonders das Abwarten-Können wird betont: »Anteilnahme, gleichzeitige Abstinenz und Sich-Getrennthalten ermöglichen dem Therapiekind seine/ihre Wünsche und Gefühle, seine/ihre Neugierde und Angst in der Interaktion und im Spiel zu zeigen.«

Hale Usaks zweigeteilter Text verbindet »historische« Dokumentation, Recherche, eigene Erfahrungen und Reflexionen darüber, wie die teilnehmende Säuglingsbeobachtung nach dem Tavistock-Modell in die Türkei kam, etabliert und institutionalisiert wurde. Auf diese Weise können wir viel erfahren über die Umstände, Atmosphäre und Beziehungsdynamiken, die diesen jahrelangen Prozess begleiten. Hale Usaks Arbeit ermöglicht uns auch, teilzuhaben an der Leidenschaft der türkischen ProtagonistInnen für die teilnehmende Säuglingsbeobachtung und die mit diesem Engagement verbundenen Gefühle der Wertschätzung und Dankbarkeit, aber auch Enttäuschung gegenüber den *Hocas* aus dem europäischen Ausland (als Anrede/Bezeichnung für ProfessorInnen benutzt. Sie beinhaltet in ihrer Konnotation eine Wertschätzung, aber auch eine im ursprünglich religiösen Sinn geäußerte Ergebenheit der angesprochenen Person gegenüber). Die Autorin nutzt den ethnopsychoanalytischen Zugang für ihre kritische Betrachtung der »(unbewussten) Wechselwirkungen und Irritationen zwischen den Kulturen und institutionellen Dynamiken«.

Der zweite Teil befasst sich mit dem Bild vom Kind und der frühen Mutter-Kind-Beziehung in der türkischen Kultur und den Beobachtungserfahrungen mit Säuglingen. So werden dem Baby und seiner Mutter und ihrer Beziehung eine hohe Bedeutung beigemessen und von Ritualen im traditionellen Kollektiv begleitet. Die Säuglingsbeobachtung nach der Methode von Esther Bick, die in einer offenen, traditionsarmen Kultur entwickelt wurde, in eine traditionsgeleitete Kultur und Gesellschaft zu importieren, ist möglich, aber bedarf, wie der vorliegenden Arbeit zu entnehmen ist, einer respektvollen und sorgfältigen Prüfung, wie viel bei der »Übertragung« von einer Kultur mitgegeben und von der anderen angenommen werden kann.

Literatur

Bedorf, T.H. (2006). Monade, Dyade und Triade. Intersubjektivität und Ethik interdisziplinär. In D. Lohmar & D. Fonfara (Hrsg.), *Interdisziplinäre Perspektiven der Phänomenologie. Neue Felder der Kooperation: Cognitive Science, Neurowissenschaften, Psychologie, Soziologie, Politikwissenschaft und Religionswissenschaft* (S. 1–17). Springer. https://nbn-resolving.org/urn:nbn:de:hbz:708-dh6259

Bick, E. (1964). Notes on Infant Observation in Psychoanalytic Training. *International Journal of Psychoanalysis, 45*, 558–566.

Cremerius, J. (1984). Die psychoanalytische Abstinenzregel. *Psyche, 38*(9), 769–800.

Ermann, M. (Hrsg.). (1996 [1993]) *Die hilfreiche Beziehung in der Psychoanalyse* (2. Aufl.). Vandenhoeck und Ruprecht.

Freud, S. (1912b). Zur Dynamik der Übertragung. *GW 8*, 364–374.

Freud, S. (1915a). Bemerkungen über die Übertragungsliebe. *GW 10*, 305–321.

Freud, S. (1919a). Wege der psychoanalytischen Therapie. *GW 12*, 183–194.

Klinckwort, G. (1996). Erfahrungen mit der Methode der Säuglingsbeobachtung. *Forum der Psychoanalyse, 12*, 279–290.

Körner, J. & Rosin, U. (1985). Das Problem der Abstinenz in der Psychoanalyse. *Forum der Psychoanalyse, 1*, 25–47.

Lazar, R. (2000). Erforschen und Erfahren: Teilnehmende Säuglingsbeobachtung. *Z Analytische Kinder-und Jugendlichen-Psychotherapie, 108*(4), 399–417.

Maiello, S. (2007). Säuglingsbeobachtung als Lernerfahrung in der psychoanalytischen Ausbildung. *Z Analytische Kinder-und Jugendlichen-Psychotherapie, 135*, 335–349.

Meltzer, D. (1995 [1967]). Der Psychoanalytische Prozess. Cotta'sche Buchhandlung.

Mertens, W. (Hrsg.). (1992). *Kompendium psychoanalytischer Grundbegriffe*. Quintessenz.

Ramshorn Privitera, A. (2013). Die Abstinenzregel in der psychoanalytischen Behandlungstechnik – Versuch einer Differenzierung. *Z Psyche, 67*(12), 1191–1211.

Salzberger-Wittenberg, I. (2015). Was ist psychoanalytisch am Tavistock-Modell der Babybeobachtung? Hat sie das psychoanalytische Wissen bereichert? In G. Häussler (Hrsg.), *Psychoanalytische Säuglingsbeobachtung und Säuglings-Kleinkind-Eltern-Psychotherapie* (S. 13–30). Brandes & Apsel.

Biografische Notiz

Agathe Israel, Dr. med., ist Fachärztin für Psychotherapeutische Medizin, Psychiatrie/Neurologie und Kinder- und Jugendpsychiatrie, Psychoanalytikerin für Erwachsene, Kinder- und Jugendliche, Lehranalytikerin und Supervisorin (DGPT, VAKJP) sowie Dozentin am Institut für analytische Kinder- und Jugendlichen-Psychotherapie – Esther Bick in Berlin.

Zwischenräume

Abstinenz, analytische Haltung und die Bedeutung des Potenziellen in der Babybeobachtung

Lisa Wolff

Jahrbuch für teilnehmende Säuglings- und Kleinkindbeobachtung 2025, 21–43
https://doi.org/10.30820/9783837933901-21
https://www.psychosozial-verlag.de/jtskb

Zusammenfassung: Der folgende Text basiert auf einem Vortrag, gehalten im Rahmen der 13. Tagung zur Säuglingsbeobachtung. Untersucht wird das Konzept der Abstinenz und allgemeiner der psychoanalytischen Haltung in ihrer Bedeutung für die Babybeobachtung. Es wird beschrieben, wie bewusste Zurückhaltung, Nicht-Eingreifen und das Offenlassen des Beobachteten im Sinne des Nicht-Wissens einen Raum für das Potenzielle schaffen, in dem sich Erfahrungen und Übergangsphänomene entfalten können. Anhand von Beobachtungssequenzen wird die zentrale Rolle, die die innere Haltung für Wahrnehmung und Umgang mit den primitiven Zuständen des Babys sowie den Projektionen der Eltern spielt, beleuchtet. Winnicotts Konzeptualisierung der frühen Entwicklung wird zu diesen Überlegungen in Beziehung gesetzt, v. a. seine Idee des *potential space*, eines intermediären Raums zwischen Innen und Außen, der sich durch die besondere Haltung öffnen kann. Die Bedeutung von gleichschwebender Aufmerksamkeit, Selbstreflexion und der schwierige Umgang mit eigenen unbewussten Anteilen spielen dabei eine zentrale Rolle. Die innere und äußere abstinente Haltung, die sich im Rahmen der Beobachtung als Lernerfahrung weiterentwickelt, lässt nicht nur eine möglichst ungestörte Entfaltung von Prozessen im Baby und in dessen Beziehung zu seiner Umwelt zu, sie dient auch als Bezugspunkt und Halt für die Beobachter:innen.

Schlüsselwörter: Abstinenz, psychoanalytische Haltung, Babybeobachtung, *potential space* (Übergangsraum)

Eine Frage, die uns im Zusammenhang mit der Säuglingsbeobachtung immer wieder beschäftigt, ist die nach Bedeutung und Wert einer spe-

© Psychosozial-Verlag GmbH & Co. KG, Gießen · www.psychosozial-verlag.de

ziellen – inneren wie äußeren – Haltung für diese besondere Art der Begegnung: Welche Erfahrungen werden erst durch diese Haltung möglich, welche Denk- und Fühlräume öffnen sich, gerade *weil* auf konventionelle Verhaltensweisen (weitgehend) verzichtet wird? Ich möchte mit einer kurzen Vignette aus meiner eigenen Babybeobachtung einsteigen. Es ist der zweite Beobachtungstermin bei Familie K. Sina – so nenne ich das Baby[1] – ist genau einen Monat alt.

> Nach einiger Zeit (vorangegangen ist eine längere Stillszene) legt Frau K. Sina auf das Kissen auf ihrem Schoß. Ich sehe nun ihr Gesicht, das sehr bewegt ist: Die Stirn in tiefe Falten gezogen, verzerrt sie den Mund, die Augen wandern unkontrolliert hin und her, sie scheint sich zunächst nicht ganz wohlzufühlen in dieser Lage. Dann wird sie irgendwann ruhiger und das Gesicht glättet sich. Sie schaut nun in meine Richtung, ich habe den Eindruck, dass sie mich einen langen Moment intensiv anschaut, denke aber zugleich, dass ich dafür doch viel zu weit weg sitze.
>
> Herr K. kommt herein, er begrüßt mich, gibt mir die Hand. Was er mir zum Trinken bringen könne? Ich sage, dass ich nichts brauche, dass ich so am besten beobachten könne, und Frau K. bestätigt: »Sie möchte nur beobachten.« Doch er weigert sich, das gehe nicht, er müsse mir etwas geben, Tee, Wasser, da könne ich trotzdem beobachten. Ich muss ein bisschen lachen, er fragt nicht mehr, holt Glas und Wasser, stellt beides vor mich auf den Tisch. Ich solle mich wie zu Hause fühlen, dann könne ich noch besser beobachten […]. Zärtlich streicht er der Tochter über das Gesicht. Dann verabschiedet er sich, er müsse zur Arbeit. Frau K. steht auf, sie wolle ihren Tee zu Ende trinken. Sie setzt sich an den Tisch, der in meinem Rücken steht. Ich betrachte Sina […].

Es folgt eine lange, sehr ruhige Beobachtungssequenz, in der ich – nach dieser kurzen »Störung« – ganz in die Betrachtung von Sina versinke, während die Mutter sich im Hintergrund hält. Irgendwann setzt die Mutter sich zu uns, legt Sina noch einmal ein wenig um.

1 Im ersten *Jahrbuch für teilnehmende Säuglings- und Kleinkindbeobachtung* ist ein ausführlicher Bericht über diese Beobachtung erschienen (vgl. Wolff, 2021).

> Ich sitze jetzt sehr nahe bei Sina, aber ihr Blick trifft mich nicht. Trotzdem habe auch ich das Gefühl, dass sie irgendetwas von meiner Anwesenheit wahrnimmt. Ihre Hände strecken sich, immer wieder habe ich den Eindruck, sie würde sich gerne mehr bewegen können. Vorher hatte ich kurz den Impuls verspürt, ihre Füße anzufassen, jetzt sehe ich ihre Hand, mit suchenden Greifbewegungen in meine Richtung, und stelle mir vor, was sie machen würde, wenn ich ihr einen Finger hinhielte. Ich bin zunehmend erstaunt, dass sie immer noch ruhig bleibt. Irgendwann dreht sie das Gesicht doch wieder zum Fenster, sie schaut jetzt ganz konzentriert, fast starr, bewegt sich kaum. Frau K. schaut ihre Tochter fasziniert an, sie meint, Sina spüre wohl, dass sie beobachtet werde […].
>
> Als meine Zeit um ist und wir uns verabschieden, fällt mein Blick auf das Glas und die Flasche Wasser [beides ist unberührt und war gänzlich in Vergessenheit geraten]. Ich sage, dass ich gar nicht dazu gekommen sei, etwas zu trinken. Frau K. nickt verstehend.

Die Säuglingsbeobachtung, wie sie von Esther Bick seit Ende der 1940er Jahre an der Tavistock Klinik in London entwickelt wurde (vgl. Bick, 2018 [1964]), stellt im Rahmen der kinderanalytischen Ausbildung ein zentrales Lernfeld dar. Ein Lernfeld, innerhalb dessen sich eine analytische Haltung zu formen beginnen kann – noch bevor im Behandlungszimmer die Situation durch neue Dynamiken und Handlungsdruck verkompliziert wird. Wie ist das also mit der abstinenten Haltung, die wir in der therapeutischen Arbeit mit unseren Patient:innen als technischen Grundpfeiler betrachten? Und was ist das Besondere an der Situation der Babybeobachtung in Bezug auf diese Haltung?

Wenn wir im psychoanalytischen Kontext über Abstinenz nachdenken, dann sind in der Regel sehr verschiedene Ebenen der inneren und äußeren Haltung, aber auch des konkreten Verhaltens angesprochen. »Die Kur muß in der Abstinenz durchgeführt werden«, schreibt Freud 1915 in seinen »Bemerkungen über die Übertragungsliebe« und führt damit das Abstinenzgebot in die psychoanalytische Behandlungstechnik ein: Die Auseinandersetzung mit dem Phänomen von Übertragung und Gegenübertragung (v.a. mit den Liebesgefühlen, die im Rahmen der analytischen Behandlung dem:der Ärzt:in gegenüber entstehen können und deren Handhabung letztere:n vor Probleme stellt) hatte nach einer theoretischen Lösung verlangt (vgl. Freud, 1915a). Im Hintergrund aber stehen damals ganz konkrete

Vorfälle: Affären von C. G. Jung und S. Ferenczi mit jungen Patientinnen hatten ein ethisches Problem aufgeworfen, auf das Freud mit seinem – zunächst sehr strikten – Abstinenzgebot reagiert. Ohne den historischen Kontext hier weiter ausbreiten zu können, halte ich es im Zusammenhang mit unserem Tagungsthema für wichtig, dass bereits in der Entstehungsgeschichte des Konzepts der Abstinenz die ethische mit der behandlungstechnischen Ebene verschwimmt (vgl. hierzu Ramshorn Privitera, 2013). Denn neben dem ethischen Gebot, das Patientinnen vor Übergriffen durch den Arzt schützen sollte, führt Freud die Abstinenzregel als der analytischen Behandlungstechnik intrinsische Notwendigkeit ein: Um den unbewussten Konflikt der Bearbeitung zugänglich zu machen, muss auf Befriedigungs-»Surrogate« (Freud, 1915a, S. 224) für die Patient:innen verzichtet werden. Während aber der ethische Grundsatz der therapeutischen Arbeit, nämlich die Verpflichtung, die eigene Position »nicht zur Befriedigung eigener narzisstischer, erotischer, sexueller, finanzieller oder aggressiver Bedürfnisse zu missbrauchen« (DPV-Satzung, 2018, S. 4), zum Schutz der Patient:innen normative Gültigkeit beanspruchen muss, geht es bei der behandlungstechnischen Seite um etwas anderes, denn hier haben wir es mit einem Prozess zu tun, mit einem Beziehungsgeschehen, an dem Therapeut:in und Patient:in gleichermaßen beteiligt sind: Wir *müssen* uns in unbewusste, zum Teil heftige Dynamiken verstricken lassen, deren Charakteristikum es ist, sich immer wieder auch unserer Kontrolle zu entziehen. Und die psychoanalytische Methode ist darauf ausgelegt, solche Dynamiken in Gang zu setzen – wir bieten uns ja gerade *durch* unsere abstinente Haltung für Übertragung und Projektion in besonderer Weise an. Die Gegenübertragung ist im analytischen Prozess das Moment der Beziehungsdynamik, das die Gefahr des Mitagierens in sich trägt. Aber, und das ist erst im Zuge der psychoanalytischen Weiterentwicklungen v. a. durch die Objektbeziehungstheorie immer deutlicher geworden: Gerade *weil* dem so ist, hat die Gegenübertragung das Potenzial, zum wichtigen behandlungstechnischen Werkzeug zu werden. Wollen wir hilfreich sein, müssen wir unseren Anteil an diesem Geschehen reflektieren, müssen wir zu einer abstinenten Haltung im Sinne eines inneren Bezugspunktes immer wieder zurückfinden. Das ist eine fortwährende und nicht abzuschließende Aufgabe in unserer Arbeit, für die allerdings die Dimension ethischer Normverletzung wenig brauchbar scheint. Vielmehr geht es, wenn wir uns mit Fragen des Rahmens, des Settings oder konkreter Verhaltensweisen befassen, darum, welche Bedingungen uns diese schwierige innere Arbeit erleichtern oder umgekehrt erschweren.

Vermutlich kennen alle, die eine Babybeobachtung machen oder gemacht haben, Situationen wie die zuvor beschriebene, in denen von außen unsere Haltung infrage gestellt wird – sei es aus Höflichkeitsempfinden oder weil diese fremde Situation schlecht ertragen werden kann oder aus welchen Gründen auch immer. Und wir müssen lernen, darauf in einer Form zu reagieren, die weder zurückweist noch deutet, aber dennoch unsere Position klärt. Ich möchte aus einer Stunde zitieren, in der etwas anderes passiert, in der ich mit meiner inneren Haltung zu kämpfen habe, weil *niemand* da ist, der sich einmischt. Es ist die zehnte Beobachtungsstunde, Sina ist 13 Wochen alt und ausnahmsweise ist der ältere Bruder Kenan, der sonst während meiner Beobachtungszeit in der Kita ist, zu Hause und empfängt mich an der Tür.

> Frau K. kommt aus dem Schlafzimmer, begrüßt mich und bittet mich herein. Kenan läuft direkt zum Bettchen, in dem Sina liegt, und spielt an den Gitterstäben. Ich folge ihm, begrüße Sina, die wach ist, hin und her schaut, mich aber nicht wahrzunehmen scheint. Frau K. tritt dazu: »Schau, jetzt hast du auch Besuch.« Sie beugt sich kurz über das Bettchen und sagt zu mir gewandt, Sina werde jetzt sowieso bald einschlafen. Sie lasse uns alleine, dann könne ich in Ruhe schauen. Kenan blickt noch einmal zu mir auf, dann verlassen beide das Zimmer, ich höre den Jungen noch fragen, ob sie jetzt mit dem Zirkus spielen könnten. Dann schließt Frau K. die Tür. Ich erschrecke – wir sind plötzlich so ganz abgetrennt vom Rest der Wohnung.
>
> Ich schaue Sina an, die die Augen geöffnet hat, den Kopf hin und her bewegt, durch das Zimmer blickt, mich dabei aber nicht ansieht. Ich habe das Gefühl, sie nicht richtig sehen zu können, die Holzlatten des Bettchens sind im Weg, und ich muss meinen Kopf die ganze Zeit mitbewegen. Warum war das beim letzten Mal, als ich Sina vor zwei Wochen schon einmal in eben dieser Position beobachtet habe, nicht so störend? Sina liegt auf dem Rücken, mit einem leichten Tuch zugedeckt, ihre rechte Hand ist nahe an der Innenseite des Holzgitters, sie bekommt immer wieder ein bisschen die Latten zu fassen. Die linke Hand spielt mit dem Fell eines kleinen Plüsch-Eisbären, der neben ihr liegt. Sie hat Schluckauf, der, wie mir scheint, in den ersten Minuten meiner Anwesenheit immer stärker wird. Sie bewegt den Kopf hin und her, recht schnell. Dabei blickt sie abwechselnd aus dem Fenster und dann wieder in Richtung Tür. Obwohl ich in dieser

Bewegung immer wieder in ihr Blickfeld gerate, schaut sie mich nicht an. Ihr Atem geht schnell, die Hände greifen nach dem Holzgitter und in das Kuscheltier, der Blick ist unruhig. Sinas Kopfbewegungen werden immer schneller, ich höre nur den Atem und den Schluckauf, ansonsten macht sie keinerlei Geräusche. Die Beine strampeln leicht unter dem Tuch.

Kenan kommt noch einmal ins Zimmer, bietet mir eine Nuss an, die ich freundlich ablehne. Er bleibt kurz stehen, blickt mich ernst an und zeigt dann auf Sina: »Babys dürfen das nicht. Die können nämlich noch nicht essen.« Sina ist kurz ganz munter geworden, sucht den Bruder mit ihrem Blick und lächelt glucksend. Frau K. kommt herein und holt Kenan aus dem Zimmer. Wieder schließt sie die Tür, und ich merke, dass ich ganz traurig werde. Ich hätte den Jungen gerne ein bisschen dabei gehabt. Sina hat wieder damit begonnen, den Kopf hin und her zu drehen. Zunehmend entsteht bei mir der Eindruck, die Bewegung habe etwas Verzweifeltes. Sie rudert mit den Armen, ihr Gesicht ist recht unbewegt, der Blick richtet sich nach wie vor immer wieder auf die Tür. Mit der rechten Hand greift sich Sina wiederholt ans Ohr. Ich merke, wie ich die Situation immer unerträglicher finde, wie ich kaum stillsitzen kann und immer wieder unwillkürlich Bewegungen mache, die hör- und sichtbar sind. Ich wünsche mir, Sina würde mich sehen, habe den starken Impuls, ihrer Hand, die so verzweifelt aussieht, wenigstens einen Finger anzubieten […]. Ich frage mich, warum sie nicht schreit, wünsche mir, sie würde sich irgendwie bemerkbar machen, sich beschweren. Nur einmal gibt sie einen kurzen, empört klingenden Laut von sich. Frau K. kommt herein, legt etwas Wäsche ab und lässt beim Hinausgehen die Tür ein wenig offen. Ich bin sehr erleichtert. Sina rudert jetzt leicht mit den Armen, dreht den Kopf weiter hin und her, immer wieder der Griff an das rechte Ohr. Einmal scheint sie mich kurz anzublicken, schaut aber gleich wieder weg und in Richtung Tür. Der Schluckauf ist endlich vorbei, mir scheint, dass ihre Augen etwas kleiner werden. Sie reibt sich mit beiden Händen über das Gesicht. Der Kopf kommt nun einen Moment zur Ruhe, sie gähnt lange und legt dabei die Stirn in tiefe Falten. Dann gerät sie wieder in Bewegung, fast macht es den Eindruck, sie kämpfe gegen den Schlaf. Die rechte Hand führt sie mehrfach in Richtung Mund, saugt nicht daran, aber es bildet sich Speichel um ihre Lippen. Schließlich gehen die Augen zu, doch sie

> schließen sich nicht ganz, und nach wenigen Sekunden schreckt Sina mit einem Zucken wieder auf, gerät erneut in Bewegung. Sie ist jetzt sichtlich müde. Die Augen gehen wieder zu, es sieht aus, als schlafe sie jetzt, aber dann sehe ich, dass das rechte Auge noch einen Spalt breit geöffnet ist. Sie bewegt den Kopf leicht hin und her, wirkt schlafend, aber das rechte Auge bleibt leicht geöffnet, als könne sie nicht ganz loslassen. Aus der Küche kommt ein Geräusch, sogleich öffnet Sina wieder beide Augen, gerät in Bewegung. Sie gähnt noch einmal, der Mund macht jetzt saugende Bewegungen, die rechte Hand nähert sich ihm immer wieder. Ich sehe den Schnuller, der am Kopfende des Bettchens in einer Ecke liegt, würde ihn ihr gerne geben. Schließlich ist sie doch eingeschlafen, die Augen sind nun geschlossen, sie liegt ganz ruhig, die Hände zu losen Fäusten. Ihr Atem geht gleichmäßig, zweimal seufzt sie im Schlaf, wobei sich die Finger ihrer linken Hand spreizen. Einmal geht ein Zucken durch ihren Körper, aber sie wacht nicht auf davon. So schläft sie etwa eine halbe Stunde, ich drifte mit meinen Gedanken ab, werde nun selbst ganz müde.

Elfriede Löchel hat in einem sehr erhellenden Aufsatz darauf hingewiesen, dass die psychoanalytische Haltung alles andere als eine spontane Hervorbringung ist. Sie lässt sich vielmehr als Antwort auf die – eben auch die Analytiker:innen selbst – potenziell destabilisierende Wirkung der analytischen Situation verstehen.[2] »Sofern wir uns mit gleichschwebender Aufmerksamkeit dem überlassen, was in uns hochkommt«, schreibt Löchel (2013, S. 1185), »haben wir – nicht anders als die Patienten – mit Ängsten zu rechnen«. Die analytische Haltung, am dringendsten da gebraucht, wo sie am gefährdetsten ist, dient als innerer Halt. In der Behandlung kann sie davor schützen, dem durch Angst ausgelösten Fluchtimpuls nachzugeben und den:die Patient:in – in welcher Form auch immer – allein zu lassen. In der Beobachtung kann sie uns helfen, unsere Position zu wahren und den Impulsen, die ausgelöst werden, spürend nachzugehen.

Während die ethische Ebene der Abstinenzforderung dem Schutz der Patient:innen vor Übergriffen dient, erfüllt die innere abstinente Haltung also eine zentrale Funktion für den:die Analytiker:in – und wir können hinzufügen: der:die Babybeobachter:in. Sie ermöglicht einerseits das Auf-

2 Sie bezieht sich dabei auf Laplanche (1997), der über die dissoziative, entbindende Wirkung der gleichschwebenden Aufmerksamkeit/freien Assoziation nachdenkt.

kommen unbewusster Inhalte, das Spüren von Ängsten und Impulsen, das Aufnehmen von dem, was das Gegenüber unterzubringen sucht, *und* sie schützt andererseits davor, haltlos überschwemmt zu werden – bzw. bietet einen inneren Bezugspunkt, um aus dem Haltlosen wieder heraus- und zu einer Dritten Position zurückzufinden, die für das Verstehen so zentral ist.

Die abstinente Haltung also als Zugang zum inneren Erleben – in der Beobachtung bedeutet das: sich zurückhalten, aufnehmen, was immer kommt, halten und aushalten – und dabei immer wieder mit bedrohlichen primitiven Zuständen und existenziellen Ängsten in Berührung zu kommen. »Die (innere) abstinente Haltung«, so heißt es im Ankündigungstext zur 13. Tagung zur Säuglingsbeobachtung im deutschsprachigen Raum, »ermöglicht im Umgang mit der Familie und dem Baby äußerlich Abstinenz einzuhalten«. Andersherum könnte man sagen: Die äußerlich abstinente Haltung ist *auch* Bedingung für das innere Erleben sowie den inneren Spielraum, über dieses Erleben nachzudenken und auf diese Weise wieder ein Stück Distanz zu schaffen. Aber, so ließe sich hinzufügen, erst in dem Moment, wo Bedeutung und Wert dieser inneren Haltung verstanden werden, kann das äußerlich zurückhaltende, z. T. unangenehme und sich unnatürlich anfühlende Verhalten sinnhaft und als hilfreich erlebt werden.

Als innere Haltung hat Abstinenz auch und vielleicht sogar vorrangig mit dem Konzept der gleichschwebenden Aufmerksamkeit zu tun. Sich in einen Zustand der Aufnahmebereitschaft für das zu versetzen, was vom Gegenüber kommt, d. h. sich frei machen von Vorwissen, von Vorurteilen, Bewertungen, vorgefassten Bedeutungen und Theorien, aber auch von eigenen Wünschen an das Gegenüber: In Bions später Fassung der analytischen Haltung als einer des *No memory – no desire* (vgl. Bion, 2002 [1967]) sind beide Seiten angesprochen – nichts wissen und nichts wollen. Eine solche innere Haltung kann nur als Ideal verstanden werden, das kaum zu erreichen, aber als innerer Bezugspunkt dennoch hilfreich und notwendig ist – ein Ideal, das womöglich gerade in solchen Momenten erfahrbar und besonders bedeutsam wird, wo wir scheitern, aus der Rolle fallen, der innere Halt zusammenbricht (vgl. Löchel, 2013). Vielleicht können wir sagen: Da, wo wir die »neutrale« Position der Aufnehmenden verlassen (innerlich, indem wir etwa anfangen zu werten, zu theoretisieren usw., äußerlich, indem wir eingreifen, aktiv werden o. ä.), passiert etwas Schwieriges. Hier wird deutlich, dass die ethische Dimension der Verurteilung solcher »Fehltritte« wenig hilfreich ist – denn es ist ja so: Der innere Bezugspunkt der Abstinenz kann gerade solche Situationen zu Momenten wertvoller Erkenntnis machen, nämlich dann, wenn es gelingt – ob allein oder mithilfe von Supervision oder wie in der Babybeobachtung einer Gruppe – vom Geschehen zurückzutreten, die reflexive Funktion wieder zu erlangen und sich zu fragen: Was ist passiert, dass ich meine Position verlassen musste?

In der Babybeobachtung haben wir es mit einer besonderen Situation zu tun. Zum einen geht es um eine abstinente Haltung dem Baby gegenüber: Die unkonventionelle Zurückhaltung kann dazu beitragen, dass Zustände, die sich im Baby entfalten können, im Beobachtenden spürbar werden. Im Inneren des:der Beobachter:in geht es vor allem darum, einen Raum entstehen zu lassen, in dem Nicht-Wissen zugelassen und ausgehalten wird, in dem Zustände, die durch das Aufgenommene ausgelöst werden, wahrgenommen und psychisch »überlebt« werden.

Zum anderen geht es um eine abstinente Position den Eltern gegenüber: Hier ist die Zurückhaltung auf der Verhaltensebene zunächst eine ganz konkrete Notwendigkeit: Wenn ich mich in eine Beraterposition verstricke, Kaffee trinke, in Gespräche verwickeln lasse, das Baby auf den Arm nehme oder dergleichen, werde ich in meiner Beobachtungsfunktion eingeschränkt – denn die innere abstinente Haltung ist etwas aktiv Herzustellendes, also sehr störanfällig. Zugleich erfüllt die besondere Haltung des:der Beobachter:in eine wichtige Funktion für die Bezugsperson: Sie öffnet den Raum für Projektionen, für Identifizierungen mit einem haltenden, wohlwollenden Blick auf das Baby, mit einer *Dritten Position*, die sich zwischen Impuls und Handlung schiebt – und da, wo etwas zwischen Mutter und Baby kommt, kann sich ein potenzieller Raum öffnen.

Winnicott (1974a [1951]) war derjenige, der den *potential space*, einen intermediären Erfahrungsraum zwischen innen und außen, zwischen Mutter und Kind, aber eben auch zwischen Analytiker:in und Patient:in, konzeptualisiert hat. Was hat es mit diesem Konzept auf sich, das in der analytischen Praxis so geläufig verwendet wird, und lässt es sich mit der Frage nach der inneren abstinenten Haltung in der Babybeobachtung zusammenbringen? Winnicott entfaltet seine Idee der Übergangsphänomene entlang der frühen Entwicklungsprozesse des Babys in Beziehung zu seinem primären Objekt – paradigmatischerweise der Mutter. Seine Theorie der frühkindlichen Entwicklung baut er auf der fundamentalen Bedeutung der Abhängigkeit des menschlichen Säuglings von seiner Umwelt auf.[3]

3 Winnicott versteht seinen Ansatz als *Erweiterung* der psychoanalytischen Theorie um den Umweltfaktor und grenzt sich damit von S. Freud und M. Klein ab, von denen er gelernt

Die Funktion der Umwelt ist es, dem Baby in der frühen Phase existenzieller Abhängigkeit zu ermöglichen, von eben dieser Umwelt (und seiner Abhängigkeit von ihr) nichts wissen zu müssen, mit ihr eins zu sein. Dies ist der Bereich, in dem die Illusion eines Objekts, das aus eigener Kraft erschaffen wurde, sich entfalten kann – wenn man so will, stellt die Mutter – identifiziert mit ihrem Baby – die Bedingungen für dessen ersten kreativen Akt her, und der Säugling kann das so erschaffene Objekt als Teil seiner selbst erleben. »Das Kind«, so beschreibt es Winnicott (1974a [1951], S. 22), »nimmt die Brust nur insofern wahr, als es sie jetzt und hier für sich erschaffen kann [...]. Psychologisch gesehen trinkt das Kind von einer Brust, die zu seinem Selbst gehört, und die Mutter nährt einen zu ihrem Selbst gehörenden Säugling«.

Den unerlässlichen Rahmen für die Entwicklung eines solchen illusionären Raumes, der den ersten Schritt des Subjekts auf dem Weg zu den Objekten darstellt, und der die Grundlage für den Übergangsraum ist, bildet die Anpassung der realen Umwelt an die noch unformulierten Bedürfnisse des Säuglings. Es ist das mütterliche Objekt, das durch diese maximale Anpassungsleistung am Lebensanfang eine kurze Zeitspanne ermöglicht, in der, so Winnicott (1974b [1962], S. 80), »Omnipotenz eine Sache der Erfahrung ist«.[4] Paradigmatisch können wir sagen: Dadurch, dass die Mutter das Objekt (die Brust) genau in dem Moment zur Verfügung stellt, in dem es gebraucht wird, kann im Baby die Vorstellung entstehen, es habe dieses Objekt selbst erschaffen, es gehöre zu ihm.

In Bezug auf die Babybeobachtung ließe sich die Frage stellen, ob solche

hat und auf die er sich immer wieder bezieht. Beide hatten aus Winnicotts Perspektive zugunsten ihrer wichtigen Beiträge zur Ausgestaltung und Entwicklung der psychischen Realität den Einfluss des realen äußeren Objekts vernachlässigt – wenn auch nicht übersehen. »Es wird mit Recht eingewendet werden«, schreibt Freud als Randnotiz zu seinen Ausführungen über die *zwei Prinzipien des psychischen Geschehens*, »daß eine solche Organisation, die dem Lustprinzip frönt und die Realität der Außenwelt vernachlässigt, sich nicht die kürzeste Zeit am Leben erhalten könnte, so daß sie überhaupt nicht hätte entstehen können. Die Verwendung einer derartigen Fiktion rechtfertigt sich aber durch die Bemerkung, daß der Säugling, wenn man nur die Mutterpflege hinzunimmt, ein solches System nahezu realisiert« (Freud, 1911b, S. 232). Was hier in einer Fußnote Erwähnung findet, wird für Winnicott zum zentralen Ausgangspunkt seiner theoretischen Konzeptualisierungen.

4 Bei seiner Idee der *»primary maternal preoccupation« (primären Mütterlichkeit)* geht es Winnicott (1983 [1956]) nicht um gute oder schlechte Mütter, sondern er beschreibt damit eine intuitive Fähigkeit von Müttern, sich rund um die Geburt unbewusst mit der schwierigen Situation ihres Babys zu identifizieren.

Momente der *Illusion* nicht auch in der Beziehung zwischen Baby und Beobachter:in auftauchen können, gerade weil wir mit unserer spezifischen, zurückhaltend-anwesenden Art den Blick auf das Baby halten? Dieser Blick des:der Beobachter:in kann vom Baby immer wieder gefunden werden – wobei das Baby den Kontakt selbst dosieren kann: Es kann unseren Blick suchen, sich abwenden und wieder zuwenden. Anders formuliert: Erschafft das Baby in seinem inneren Erleben zu Beginn der Beobachtung nicht auch seine:n Beobachter:in? Natürlich sind wir – gemessen an der kontinuierlich fürsorgenden Umwelt, von der das Baby existenziell abhängig ist – nur allzu punktuell präsent. Und doch gibt es etwas Besonderes in der Babybeobachtung, das den Gedanken an die Illusion omnipotenter Erschaffung nahelegt. Ich möchte dazu noch eine Sequenz aus der Beobachtung von Sina einfügen, die zu diesen Fragen zu passen scheint. Es ist die siebte Beobachtung, Sina ist zehn Wochen alt:

> Sinas Blick trifft auf meinen, sie schaut mich mit großen, wachen Augen an. Ihr Blick verharrt auf mir, sie zieht eine Augenbraue hoch, legt dann die Stirn in Falten. Der Mund gerät in Bewegung, und sie streckt die Arme in meine Richtung. Sie gibt lautierende Geräusche von sich, die linke Hand hat sie zu einer Faust geformt, die rechte Hand streckt sie mit gespreizten Fingern mir zu. Auch die Beine sind in Bewegung, sie streckt sie, strampelt, zieht mal das linke, mal das rechte Bein an, streckt dann wieder beide gerade nach vorne. Sie hält mich mit dem Blick eine lange Weile fest, dabei beginnt sie mit dem rechten Arm eine sich wiederholende Bewegung zu machen: Auf mich zu mit ausgestreckten Fingern, dann wieder auf ihren eigenen Körper zu, wobei sich die Hand schließt. Der linke Arm bleibt vom Körper weggestreckt, die Hand zur Faust. Dies wiederholt sich mehrfach, sie begleitet die Bewegung mit Geräuschen und hält mich mit ihrem Blick fest. Der Mund macht nuckelnde Bewegungen, wobei die Zunge zwischen den Lippen nach vorne stößt. Zwischendurch fällt ihr Blick in der Bewegung auf die eigene Hand. Sie beobachtet konzentriert ihre Finger, formt abwechselnd mit Daumen und Zeigefinger, dann mit Daumen und Mittelfinger einen Kreis, streckt dann den Zeigefinger aus und bewegt die rechte Hand so auf die linke Faust zu. Auch dies wiederholt sich. Dann kehrt ihr Blick zu mir zurück. Wieder fixiert sie mich, zwischendurch wird ihr Atem schneller, das Strampeln heftiger, sie scheint in Aufregung zu geraten [...].

> Nachdem sie mich eine lange Weile angeschaut hat, wendet sie den Kopf ab, blickt in Richtung Sofalehne, verharrt dann einige Sekunden, dreht den Kopf wieder in meine Richtung, sucht mich mit den Augen, fixiert mich wieder. Dies wiederholt sie mehrere Male, mir scheint, der Ablauf beschleunigt sich von Mal zu Mal, fast wirkt es wie ein Spiel. Sie begleitet das mit einer sehr bewegten Mimik, verzieht den Mund, formt ihn geschlossen zu einem Kreis, sodass ihr Gesicht einen erstaunten, fast empörten Ausdruck annimmt. Einmal fahre ich mir unwillkürlich mit der Zunge über die Lippen, woraufhin auch Sina ihre Zunge herausstreckt. Zwischendurch verkrampft sich ihr Körper, sie windet sich kurz und lässt dann einen Pups los, was sie sichtlich entspannt. Sie schaut mich erwartungsvoll an, und unwillkürlich ziehe ich die Augenbrauen hoch. Mir scheint, sie lächle ein wenig. Wieder verharrt ihr Blick auf meinem, sie ist eine lange Weile ganz still, bewegt zwar weiter Arme, Beine und Mund, gibt aber keinerlei Geräusche von sich. Immer wieder streckt sie sich mir entgegen, und ich spüre den Impuls, sie hochzuheben [...].
>
> Es dauert ein wenig, bis ihr Blick mich wieder findet, aber sobald ihre Augen meine treffen, wird sie wieder ruhiger, verharrt, fixiert mich. Sie grimassiert, öffnet den Mund weit, streckt die Zunge heraus, dann macht sie wieder die einholende Bewegung mit dem rechten Arm vom Anfang. Sie schaut mich an, brabbelt kurz und wird dann wieder ganz still. Ihre linke Hand hat sie nahe am linken Ohr, immer wieder berührt sie es kurz. Dann kommen beide Arme nach hinten angewinkelt auf dem Kissen zu liegen. Ihre Hände spielen rückwärts mit dem Bezug. Für einen Moment drifte ich mit den Gedanken ab, mein Blick verschwimmt etwas. Als ich mich wieder konzentriere, hat auch Sina sich abgewandt, sucht mich aber sogleich wieder mit ihren Augen.

Die (wiederholte) illusionäre Erfahrung mit dem Primärobjekt ist bei Winnicott Voraussetzung dafür, dass in der Folge die für die Entwicklung ebenso unerlässliche Desillusionierung ertragen werden kann, Ich und Nicht-Ich sich konstituieren können, Realität und Fantasie nach und nach auseinandertreten und Platz für einen Raum dazwischen machen können. Der intermediäre Bereich, der sich im Moment des Auseinandertretens von innerer und äußerer Realität öffnet, zeichnet sich gerade dadurch aus, dass ein doppelter Anspruch an ihn gestellt werden darf: Die Übergangsphänomene und -objekte, die diesen Raum bevölkern, gehören weder ausschließlich der Sphäre der Fantasie an, noch lassen sie sich eindeutig der Realität zuweisen, sie sind beides: Erschaffen durch einen kreativen Akt der Fantasie und doch schon immer dagewesen. Sie gehören zum Säugling und dessen innerer Welt und gleichzeitig zu einer getrennten Außenwelt. Es ist gerade dieses Paradox, ein Objekt zu gestalten, das »niemals als solches gestaltet worden wäre, wenn es nicht schon vorhanden gewesen wäre« (Winnicott, 1971, S. 84), das den Wert dieses potenziellen Raumes ausmacht. Obwohl dieser Bereich in gewisser Weise Innenwelt und äußere Realität miteinander verbindet, scheint er notwendig für deren sichere Trennung: Der potenzielle Raum eint *und* trennt Mutter und Baby und schafft dadurch eine neue Objektkategorie zwischen innen und außen, wie Green (2000, S. 196) es sehr treffend formuliert.

Um an die Überlegungen zur Rolle des:der Beobachter:in und seiner:ihrer besonderen Haltung in Bezug auf das Erleben von Illusion anzuknüpfen, können wir uns fragen, inwieweit wir uns für das Baby eben durch unsere zurückhaltende Position *auch* im Sinne eines Übergangsobjektes anbieten – jedenfalls in der Hinsicht, dass die Frage, ob wir zur Innenwelt des Babys oder zur äußeren Realität gehören, eine Weile in der Schwebe gehalten werden kann. Hierzu noch ein kurzer und letzter Einblick in die Beobachtung von Sina, die jetzt schon über ein Jahr alt ist:

> Immer wieder wandert Sinas Blick auch zu mir und sie reagiert mit einem freudigen, zwischendurch auch spielerisch verschmitzten Lachen. Frau K., immer noch am Telefonieren, beginnt die Tücher zusammenzulegen, während Sina sich zwischen uns vom Sofa gleiten lässt und dann ein paar Schritte in meine Richtung macht. Sie schaut mich an, mit ernsten, großen Augen, berührt ganz kurz und kaum merklich mit ihrer Hand mein Knie, zieht dann fast etwas peinlich berührt die Schultern hoch und geht zurück zur Mutter […].
>
> Sina ist wieder über die Beine der Mutter hinüber zwischen uns gekrabbelt, nähert sich mir jetzt mit großen Augen, halb lachend. Sie bleibt dicht neben mir sitzen, lacht, streckt vorsichtig ihren Arm aus und tippt mit einem Finger leicht meinen Arm an. Ich mache große Augen und lache, woraufhin sie auch laut kichert und dieselbe Berührung noch einmal macht. Frau K. kommentiert: Sie denke wohl, ich sei irgendwie unberührbar. Sina scheint das sichtlich zu freuen, noch einmal tippt sie mich ganz vorsichtig an.

Für Winnicott war die Arbeit in diesem Übergangsbereich zwischen Innen und Außen in seiner analytischen Praxis zentral – und damit die Fähigkeit des:der Analytiker:in, eine innere Haltung des *Kann-Sein*, des Potenziellen, eben nicht Festgelegten, aufrechtzuerhalten. »Nur wenn das Vorfindbare im Winnicottschen Sinne neu erfunden wird«, schreibt Löchel (2013, S. 1181), »kommt mit jedem neuen Patienten und mit jedem neuen Analytiker etwas Neues hinzu«.

Auch wenn Winnicott sich nicht explizit mit dem Konzept der Abstinenz auseinandersetzt, so kreisen seine theoretischen und behandlungstechnischen Überlegungen doch durchgehend um das Thema der analytischen Haltung. Als erster männlicher Kinderanalytiker der British Psychoanalytical Society begegnen Winnicott zwischen Lehranalyse und eigener analytischer Praxis über Jahrzehnte als Kinderarzt Babys auf dem Arm ihrer Mütter. Er beginnt zu beobachten und entwickelt seine »Beobachtungstechnik« der »vorgegebenen Situation« (vgl. Winnicott, 1983 [1941]) – bekannt geworden als Spatelspiel: Er bittet die Mutter, sich mit dem Baby auf dem Schoß ihm gegenüber zu setzen, die Tischecke zwischen ihnen, am Tischrand in Reichweite des Babys ein metallisch blitzender Mundspatel. Beide Erwachsenen sind aufgefordert, so wenig wie möglich zur Gestaltung der Situation beizutragen. Ziel der Situation ist es, ein Milieu für die innere, die eigene psychische Arbeit des Babys bereitzustellen. Winnicott beschreibt detailliert die Reaktionen von Babys zwischen fünf und 13 Monaten in dieser einfachen Situation und nutzt seine Beobachtungen als Zugang zum inneren Erleben und für ein Verständnis, wo sie sich in ihrer emotionalen Entwicklung befinden. Vom Impuls des Babys, nach dem Spatel zu greifen, der durch plötzliches Innehalten unterbrochen wird, über das Abwarten und das nach und nach neu erwachende Interesse bis hin zur lustvollen oralen Inbesitznahme des Spatels, die schließlich in einem Trennungsspiel (wegwerfen – wiederbekommen) mündet: Was an Winnicotts Beschreibungen beeindruckt, ist, wie viel Raum er unterschiedlichen Möglichkeiten gibt, wie hypothetisch und vorsichtig er sein Verstehen der inneren Prozesse zwischen Wunsch, Zögern, Ambivalenz, Rückversicherung und Aneignung formuliert. »Das Erlebnis«, schreibt Winnicott (1983 [1941], S. 52), »sich das Wollen zu erlauben und den Spatel zu nehmen und ihn sich zu eigen zu machen, ohne die Stabilität der unmittelbaren Umgebung tatsächlich zu verändern, wirkt auf das Kind wie eine Art Lehrstück, das therapeutischen Wert hat«. Das Wertvolle dieser Erfahrung besteht darin, dass dem Baby ein, wie Winnicott es nennt, »in sich geschlossenes Erlebnis« ermöglicht wird, und zwar dadurch, dass es – gehalten von der Mutter und zugleich einem wohlwollend-zurückhaltenden Elternpaar (Winnicott und die Mutter) gegenüber – eine ganz *eigene* Erfahrung machen kann.

Winnicotts Idee des »Holdings« ist den meisten psychoanalytisch Arbeitenden ein Begriff, nah an Bions Konzept des Containments und doch anders fokussiert auf emotionales Erleben und die für die Entwicklung unentbehrliche *haltende* Funktion einer hinreichend guten Umwelt. Zu dieser hinreichend guten Umwelt gehört – und das deutet sich bereits in den Ausführungen zum Spatelspiel an – immer, dass sie das Baby vor Übergriffen schützt, die seine Entwicklung hemmen, weil sie in die Reaktion zwingen, wo es um die Hervorbringung von eigenem Erleben geht. Das ist die Idee des *übergriffigen, intrusiven Objekts*, die Winnicott in seine Theorie einführt. Bezogen auf die frühe Entwicklung beschreibt er neben der bekannten Angst, verlassen zu werden, die durch den Mangel, die Abwesenheit entsteht, eine qualitativ andere Angst: nämlich diejenige vor Intrusion durch ein *zu* präsentes Objekt – ein Objekt, das alles vorwegnimmt, immer schon da ist, bevor ein Bedürfnis aufkommen oder ein Wunsch sich formen kann, oder noch schlimmer, das sich selbst in das Baby hinein verlängert, es mit eigenem füllt. Und dies gilt auch in der Analyse: Deutungen, so richtig sie auch sein mögen bzw. gerade dann, *wenn* sie etwas treffen, können – zum falschen Zeitpunkt gegeben – als Eindringen erlebt werden und die Entwicklung hemmen. Sie wiederholen dann das *Zu-Viel* des frühen Erlebens, das verschließend statt öffnend wirkt und den:die Patient:in in der Abhängigkeit hält, wo es darum gehen müsste, einen Raum für eigene kreative Prozesse zur Verfügung zu stellen (vgl. Winnicott, 1974b [1960]). »Die hinreichend gute Mutter«, so schreibt es Green (2000, S. 260), »muß unbedingt auch eine hinreichend schlechte Mutter sein«. Er bezieht sich dabei auf die Notwendigkeit der Desillusionierung, die bei Winnicott eine zentrale Rolle spielt: Die Mutter muss, so wichtig ihre maximale Anpassung an das Baby zu Beginn ist, in der Lage sein, diese Anpassung nach und nach zurückzunehmen.

Eine abstinente Haltung würde in diesem Winnicott'schen Sinn also auch die Fähigkeit beinhalten, Deutungen zurück- und die ungeformten Zustände in den Patient:innen nicht-intrusiv auszuhalten. Mehr noch: In einer recht späten Schrift spricht Winnicott (1974b [1963]) über das

Recht der Patient:innen auf das sogenannte *Incommunicado*, einen inneren Kern, der schweigsam ist, der *nicht kommunizieren* will und den es zu respektieren und anzuerkennen gilt – und mit ihm die eigene (analytische) Begrenztheit. Winnicott bezieht sich bei seinen Überlegungen zur Notwendigkeit, in bestimmten Situationen und bei bestimmten Patient:innen auf das Deuten zu verzichten, immer auf besondere Zustände, wie sie im Laufe der Behandlung auftreten können: nämlich solche der Regression auf jene frühe Phase in der Entwicklung, in der eine haltende Umwelt existenziell gebraucht wurde – also Zustände, denen wir zu Beginn jeder Babybeobachtung begegnen.

Ein weiterer zentraler Aspekt erscheint mir bedeutsam, wenn wir über die abstinente Haltung auf dem Hintergrund der Ideen von Winnicott nachdenken: das Überleben des:der Analytiker:in als Objekt unbewusster Angriffe des:der Patient:in. Denn *Überleben* bedeutet bei Winnicott immer, sich nicht zu rächen, nicht das zurückzugeben, was in einem untergebracht wurde, nicht zu dem zu werden, was die Projektionen des Gegenübers erwarten lassen. In der Babybeobachtung bekommen wir es nicht nur mit primitiven, verstörenden und zum Teil unerträglichen Zuständen im Baby zu tun, die zum Lebensbeginn gehören – und auf die wir innerlich reagieren, da sie uns mit eigenen frühen Zuständen in Berührung bringen –, sondern wir begegnen auch den Eltern, v. a. den Müttern in einer vulnerablen Situation, in der Abwehrstrukturen aufgeweicht sind, frühe eigene Ängste reaktiviert werden, und zugleich der Druck, alles richtig zu machen, enorm ist. Auf diesem Hintergrund müssen wir damit rechnen, als Adressat:innen elterlicher Projektionen gebraucht zu werden, die besonders da einen inneren Handlungsdruck erzeugen können, wo sie nicht als offene Bitten um Ratschläge oder Aufforderungen zur Hilfe in Erscheinung treten – von solchen offenen Anliegen können wir uns in Bezug auf unsere Aufgabe ja in der Regel zumindest innerlich recht gut abgrenzen. Viel schwieriger ist es, wenn es zu Inszenierungen im Umgang mit dem Baby kommt, die das unbewusste Ziel (z. B. der Mutter) verfolgen, den:die Beobachter:in zu etwas zu bringen.

Ich möchte hierzu ein Beispiel anführen, auf das ich bei der Lektüre eines Textes von Margot Waddell (2007, S. 255ff.) gestoßen bin, und das mich sehr beeindruckt hat: Die Beobachterin, von der Waddell berichtet, ist – konfrontiert mit einer unsicheren, von Angst bestimmten Mutter – von Anfang an mit dem Gefühl befasst, »über die Grenze ihrer üblichen Zurückhaltung, Nachdenklichkeit und Aufnahmebereitschaft ›gestoßen‹

zu werden« (ebd., S. 255), mit kaum kontrollierbaren Impulsen einzugreifen und dem Wunsch, die Mutter in ihrer Überforderung zu unterstützen. Die Sequenz aus der Vignette, die ich herausgreifen möchte, bezieht sich auf zwei Badeszenen, das Baby – Giulia – ist zu diesem Zeitpunkt etwa 3½ Monate alt:

> »Als ich ankam, weinte Giulia gerade und Signora S. [die Mutter, L. W.] war deutlich außer Fassung: es schien, als wäre an dem Tag der Rhythmus von Essen und Schlafen bereits durcheinander geraten. Giulia aber reagierte rasch auf die sanften Fragen ihrer Mutter, was denn los sei. Sie beruhigte sich und lächelte ihre Mutter strahlend an, gluckste und zappelte, als ob sie auf die Zärtlichkeiten ihrer Mutter ›antwortete‹.
>
> Signora S. hob Giulia dann ins Wasser. Das Baby reagierte mit einer Art Schreck und mit einer Versteifung, statt sich wie sonst zu entspannen. Signora S. goss schnell etwas Wasser über ihren Körper und machte dabei die Bemerkung, ihr sei vielleicht kalt. Giulia sah aus, als sei sie außer Atem. Ihre Augen waren weit geöffnet, fast in Panik. Sie hustete eine nicht geringe Menge Milch aus, dick wie Hüttenkäse. Signora S. sagte: ›Ach du liebe Güte, Giulia – vielleicht ist das Wasser zu kalt!‹ und sie prüfte es mit ihrem Ellbogen.
>
> Instinktiv hatte auch ich das Bedürfnis, meinen Finger ins Wasser zu tauchen, um die Temperatur zu überprüfen. Tatsächlich war das Wasser nur gerade eben lauwarm, ich würde entschieden sagen, es war kalt. Signora S. schien überrascht und schuldbewusst und entschied sich, schnell zu handeln, Giulia herauszunehmen und in ein Badetuch zu wickeln. ›Arme Giulia, was hat sich denn deine Mutter dabei gedacht?‹ Sie zog ihre Tochter dann rasch an und Giulia, obgleich immer noch physisch sehr unter Spannung, ließ sich ohne Protest die Kleider überstreifen. Sonst schien sie sehr ruhig zu sein« (ebd., S. 257).

Zwei Wochen später folgt eine zweite Badeszene:

> »Als Signora S. mit dem Wasser zurückkam und es in die kleine Wanne goss, sah es sehr heiß aus, gemessen an dem Dampf, der daraus aufstieg. Tatsächlich, als sie Giulia ins Wasser hob, riss es das Baby wie vor Schrecken ruckartig nach vorn und mit solcher Kraft, dass sie fast aus dem Wännchen hopste. Ich hatte das Gefühl, ich müsste Signora S. helfen, die sehr erschrocken war, so wie ich auch. Sie hielt Giulia aus dem Wasser heraus

> und sah verängstigt auf das, was geschehen war. Ich half ihr, indem ich zwei Töpfe mit kaltem Wasser eingoss, bis das Badewasser eine annehmbare Temperatur erreichte. Dann beeilte sich Signora S. mit dem Baden, Giulia hatte inzwischen am ganzen Körper, besonders am Hals, rote Flecken bekommen. Trotz alledem hatte sie nicht geschrieen und nach dem Bad schien sie wieder guter Stimmung zu sein« (ebd., S. 258).

Waddell bespricht diese sehr berührende Vignette unter anderen Gesichtspunkten, aber ich denke, der Bericht ließe sich auch als die Beschreibung der Inszenierung einer Mutter lesen, die – in ihrer Not – die Beobachterin für die Darstellung eines inneren Dramas nutzt. Wir könnten uns fragen: Wenn die Beobachterin in der ersten Sequenz das dringende Bedürfnis spürt, die Temperatur des Wassers zu überprüfen, obwohl die zuständige erwachsene Person anwesend ist, worauf reagiert sie dann? Geht es da um etwas, das die überforderte Mutter in ihr unterbringt, etwa die innere Vorstellung einer kontrollierenden eigenen Mutter, die alles besser weiß und ihr Versagen beweisen wird? Und wenn die Beobachterin dann nicht nur diesen Impuls wahrnimmt, sondern tatsächlich den Finger ins Wasser steckt und die Befürchtung bestätigt – es ist zu kalt –, bestätigt sie dann nicht, ohne es zu wollen, genau dieses innere Bild? Es kann ja kaum Zufall sein, dass die Mutter die nächste Gelegenheit nutzt, um ihr Baby erneut in Anwesenheit der Beobachterin zu baden – auf bewusster Ebene vielleicht, um es diesmal richtig zu machen, die eigene Kompetenz unter Beweis zu stellen o. ä. Was passiert, lässt sich aber ebenso als Fortführung der unbewussten Inszenierung verstehen: Diesmal ist das Wasser in bedrohlicher Weise zu heiß für das Baby, die Mutter ist auf die Unterstützung durch die Beobachterin angewiesen, bestätigt darin, dass sie allein nicht hinreichend gut für ihr Baby sorgen kann. Waddell diskutiert den Fall unter dem Gesichtspunkt, wie die Beobachterin trotz dieser schwer auszuhaltenden Situationen zu einer inneren Position zurückfindet, aus der heraus sie das Baby und dessen wiederum ganz eigene Fähigkeiten, mit seiner Realität umzugehen, wieder wahrnehmen kann. Und sicher könnte man auch den hilfreichen Aspekt hervorheben, denn die Beobachterin teilt den Schreck der Mutter, bleibt in ihrer Unterstützung ruhig und nicht-verurteilend, *obgleich* sie innerlich so dicht am Erleben des Babys ist. Was mich in unserem Zusammenhang aber interessiert, ist die Frage, wie die Beobachterin hier möglicherweise zum Teil einer Inszenierung wird, auf deren weitere Gestaltung sie unbewusst Einfluss nimmt. Kurz: Hätte die Mutter das Badewasser in der zweiten Szene so heiß machen müssen, wenn die Beobachterin *nicht* ihren Finger in das kalte Wasser gesteckt hätte? Natürlich wissen wir das nicht, aber die Frage berührt meines Erachtens einen wichtigen Punkt, wenn wir über die Notwendigkeit unserer abstinenten Haltung nachdenken: Wir müssen davon ausgehen, dass wir – gerade im Kontakt mit den Eltern – in projektive Prozesse verstrickt werden, die uns verführen, so zu denken oder zu handeln, wie es die Projektionen erwarten lassen. Eine Mutter könnte dann, wie im Beispiel von Waddell, durch ihren Umgang mit dem Baby die Beobachterin einem Sog aussetzen, einzugreifen, Ratschläge zu geben oder auch nur mit kritischem Blick auf sie zu schauen. Unsere Aufgabe im Sinne der abstinenten Haltung wäre es, auch wenn wir uns zwischendurch verführen lassen, diesen Sog wahrzunehmen. Denn, so könnte man, um zu den Überlegungen Winnicotts zurückzukommen, sagen: Wenn es uns gelingt, dem Sog der Projektionen zu widerstehen, den Handlungsdruck, den sie mit sich bringen, auszuhalten – und dies auch und gerade dann, wenn die Mutter durch ihren Umgang mit dem Baby zum Eingreifen zu nötigen scheint –, dann setzen wir den Projektionen etwas anderes, Drittes entgegen.

Bezogen auf die frühen Entwicklungsprozesse beschreibt Winnicott (1974a [1969]), viele Jahre nach seiner ersten Konzeptualisierung der Übergangsphänomene, wie dadurch, dass das Objekt sich eben *nicht* zu dem machen lässt, was die Projektionen des Babys erwarten – besser: befürchten – lassen, überhaupt erst eine Differenz zwischen Fantasie und Realität aufscheint. Das Baby zerstört in seiner Fantasie das Objekt nicht nur, *weil* dieses sich der omnipotenten Kontrolle entzieht, also frustrierend ist, sondern das Objekt wird erst durch den zerstörerischen Angriff, den es überlebt, real, eigenständig, von einem »Bündel von Projektionen« zu einem »Wesen mit eigenem Recht«. Und *das* stellt die zentrale psychische Entlastung in diesem Entwicklungsprozess dar, weil die Realität des Objekts der eigenen Fantasie und ihrer subjektiven Zerstörungskraft Grenzen setzt. An dieser Stelle kann sich etwas auftun, kann ein Übergangsraum entstehen, eine Art »Spielwiese« der Zustände, Gefühle und Impulse, weil es ein Objekt gibt, das für das Spiel verwendet werden kann.

Als Beobachter:innen können wir, wenn wir entsprechend gebraucht werden, vielleicht im Sinne einer katalysierenden Funktion diese frühen Entwicklungsprozesse zwischen Mutter und Baby erleichtern, indem wir z. B. mütterliche Projektionen aufnehmen ohne entsprechend zu (re)agieren, aber auch indem wir durch unsere Haltung vermitteln, dass Zustände auszuhalten und Fehler tolerierbar sind. In gewisser Weise sind wir als Beobachter:innen in einer sehr privilegierten Situation: Wenn wir uns einlassen, wenn wir eintauchen, kommen wir zwar mit eigenen frühen Zuständen in Berührung, die uns einen Zugang zum Erleben des Babys ermöglichen, aber wir *sind* nicht das Baby und auch nicht die Mutter, sondern in anderer, dritter Position: fokussiert im Fühlen und Denken auf das Baby, aber *ohne* dessen existenzielle Bedürfnisse bedienen zu müssen. Und hier erlaubt der Bezugspunkt der Abstinenz das innere Zurücktreten, das selbstreflexive Nachdenken über das Erlebte.

Das analytische Objekt, also das, worüber wir in unserer Arbeit nachdenken, gehört, so formuliert es Green (2000, S. 197), »weder zum Patienten noch zum Analytiker, sondern es besteht in der Vereinigung dieser beiden Mitteilungen in dem potenziellen Raum, der zwischen ihnen liegt«. Die gleichschwebende Aufmerksamkeit, das unvoreingenommene Zuhören, wird stets von einem inneren Diskurs begleitet: einem Gefühle, Gedanken und Impulse umfassenden Diskurs, der im Inneren des:der Analytiker:in stattfindet und doch Resonanz ist – also den Diskurs des:der Analysand:in zur Voraussetzung hat. Wenn wir das auf die Situation der Babybeobachtung beziehen, heißt es: Wir schauen mit (möglichst) gleichschwebender Aufmerksamkeit auf das Baby oder das Mutter-/Vater-Baby-Paar, und »hören« dabei unseren eigenen Assoziationen zu, beobachten die eigenen Regungen. So entsteht ein innerer Diskurs in dem:der Beobachter:in, der eigen, aber eben nicht unabhängig vom Beobachteten ist. Denn indem wir in dieser Art und Weise beobachten, nehmen wir auf, lassen uns ein und unser Inneres reagieren – aber es reagiert in einer subjektiven, für jede:n von uns spezifischen Art und Weise. Hier entsteht die emotionale Erfahrung, die uns manchmal mit solcher Wucht trifft: in der Begegnung des Beobachteten mit den eigenen inneren Objekten und frühesten Beziehungserfahrungen. Die schwierige Aufgabe ist es, unserem inneren Diskurs beim Beobachten zuzuhören – mit Winnicott könnte man sagen, es geht darum, aufzunehmen, das Aufgenommene bei sich zu behalten, sich selbst zu beobachten und die Bedeutung in der Schwebe zu halten, sodass ein potenzieller Raum entstehen kann, in dem die Frage, was von außen und was von innen kommt, noch offen bleiben darf. Eine innere abstinente Haltung in diesem Sinne würde bedeuten, noch so ungeformte Zustände anzunehmen ohne deutend einzudringen, eine Haltung, die durch den äußeren Rahmen ermöglicht wird.

Bezogen auf die Babybeobachtung als Lernerfahrung in der analytischen Ausbildung wird immer wieder betont, wie zentral die wachsende Unterscheidungsfähigkeit ist. Also die mit der Erfahrung zunehmende Fähigkeit, die Gefühle, die in einem selbst während der Beobachtung aufkommen, bezüglich ihrer Herkunft (sind sie projektiv in mir untergebracht und von wem, oder sind es meine eigenen?) zu sortieren (vgl. hierzu z.B. Maiello, 2015). Sicher ist der kontinuierliche Versuch einer solchen Differenzierung als selbstreflexives Moment unserer Arbeit gerade für das Verstehen und den Umgang mit schwierigen Übertragungs-Gegenübertragungsdynamiken von großer Bedeutung – und Abstinenz im Sinne einer analytischen Haltung müsste an dieser Stelle bedeuten, eben nicht einfach alle in einem selbst aufkommenden Gefühle als Projektionen dem Baby/der Mutter/dem Vater »unterzujubeln«, sondern mit dem eigenen Unbewussten zu rechnen. »Ich verstehe und verwende den Begriff der analytischen Haltung als Platzhalter für das Nachdenken über den ›Eigenanteil‹ des Analytikers, als Aufforderung zur Selbstanalyse, zur analytischen Selbstreflexion«, schreibt Löchel (2013, S. 1183). »Es geht mir dabei um den Teil der Gegenübertragung, der sich nicht ohne weiteres als Reaktion oder Antwort auf die Übertragung des Patienten begreifen lässt« (ebd.). Mit Winnicott könnte man sich aber fragen, ob es nicht auch um die Anerkennung dessen geht, dass erst durch die Begegnung des Beobachteten mit dem Eigenen bedeutungsvolle Zustände überhaupt entstehen? Ein Bereich, an den die Frage der Herkunft der Gefühle von innen oder außen nicht gestellt wird, wenn wir so wollen: ein innerer *potential space* in der:dem Beobachter:in? Es bleibt ja eine Illusion, wir könnten vollständig entmischen und also *wissen*, was unser Anteil ist – wo der doch zunächst eben *auch* unbewusst ist. Ist dann nicht eher die Frage, wie wir mit dem *potential space* in uns umgehen – oder, anders gesagt: Wie wir das Nicht-Wissen aushalten, das Kann-Sein, das in der Babybeobachtung ja keine Möglichkeit hat, sich durch Deutung, Reaktion und Widerstand zu klären? Wenn wir lernen, und dazu kann die Babybeobachtung in besonderer Weise beitragen, »solche Fragen mit uns selbst zu besprechen« (ebd., S. 1184), können »wir dem Patienten einen entsprechenden inneren Raum erfahrbar werden lassen« (ebd.) – und vielleicht können wir uns in dieser Weise auch als Beobachter:innen gebrauchen lassen.

Literatur

Bick, E. (2018 [1964]). Notes on infant observation in psychoanalytic training. In M.H. Williams (Hrsg.), *The Tavistock Model. Collected Papers of Martha Harris and Esther Bick* (S. 105–122). The Harris Meltzer Trust.

Bion, W.R. (1962). *Lernen durch Erfahrung*. Suhrkamp.

Bion, W.R. (1970). *Attention and Interpretation*. Tavistock.

Bion, W.R. (2002 [1967]). Anmerkungen zu Erinnerung und Wunsch. In M. Bott Spillius (Hrsg.), *Melanie Klein Heute. Bd. 2* (S. 22–28). Klett-Cotta.

DPV (2018). Psychoanalytische Berufsethik der Deutschen Psychoanalytischen Vereinigung. Zweig der Internationalen Psychoanalytischen Vereinigung. Anhang B der Satzung der Deutschen Psychoanalytischen Vereinigung. https://www.dpv-psa.de/fileadmin/downloads/organisation/Ethik/2018-11_Ethikrichtlinien_der_DPV_ohne_GO_01.pdf

Freud, S. (1911b). Formulierungen über die zwei Prinzipien des psychischen Geschehens. *GW VIII*, 230–238.

Freud, S. (1915a). Bemerkungen über die Übertragungsliebe (Weitere Ratschläge zur Technik der Psychoanalyse, III). *GW X*, 306–321.

Green, A. (2000). *Geheime Verrücktheit. Grenzfälle der psychoanalytischen Praxis*. Psychosozial-Verlag.

Laplanche, J. (1997). Ziele des psychoanalytischen Prozesses. In H. Peters & T. Rollwagen (Hrsg.), *Ziele des psychoanalytischen Prozesses. Tagungsband der DPV-Herbsttagung in Wiesbaden 1996* (S. 45–64). Selbstverlag.

Löchel, E. (2013). Ringen um psychoanalytische Haltung. *Psyche – Z Psychoanal, 67*, 1167–1190.

Maiello, S. (2015). Säuglingsbeobachtung als Lernerfahrung in der psychoanalytischen Ausbildung. Der Beobachter in der Position des Dritten und die Begegnung mit dem inneren Kind. In G. Häußler (Hrsg.), *Psychoanalytische Säuglingsbeobachtung und Säuglings-Kleinkind-Eltern-Psychotherapie*. Brandes & Apsel.

Ramshorn Privitera, A. (2013). Die Abstinenzregel in der psychoanalytischen Behandlungstechnik. Versuch einer Differenzierung. *Psyche – Z Psychoanal, 67*, 1191–1211.

Waddell, M. (2007). Säuglingsbeobachtung in Großbritannien: Die Tavistock-Methode. In G. Junkers (Hrsg.), *Schweigen. Ausgewählte Beiträge aus dem International Journal of Psychoanalysis. Band 2* (S. 241–267). edition diskord.

Winnicott, D.W. (1974a [1951]). Übergangsobjekte und Übergangsphänomene. In ders., *Vom Spiel zur Kreativität* (S. 10–36). Klett-Cotta.

Winnicott, D.W. (1974a [1969]). Objektverwendung und Identifizierung. In ders., *Vom Spiel zur Kreativität* (S. 101–110). Klett-Cotta.

Winnicott, D.W. (1974a [1971]). Kreativität und ihre Wurzeln. Das Konzept der Kreativität. In ders., *Vom Spiel zur Kreativität* (S. 78–100). Klett-Cotta.

Winnicott, D.W. (1974b [1960]). Ich-Verzerrung in Form des wahren und des falschen Selbst. In ders., *Reifungsprozesse und fördernde Umwelt* (S. 182–199). Kindler.

Winnicott, D.W. (1974b [1962]) Ich-Integration in der Entwicklung des Kindes. In ders., *Reifungsprozesse und fördernde Umwelt* (S. 72–81). Kindler.

Winnicott, D.W. (1974b [1963]). Die Frage des Mitteilens und des Nicht-Mitteilens führt zu einer Untersuchung gewisser Gegensätze. In ders., *Reifungsprozesse und fördernde Umwelt* (S. 234–253). Kindler.

Winnicott, D.W. (1983 [1941]). Die Beobachtung von Säuglingen in einer vorgegebenen Situation. In ders., *Von der Kinderheilkunde zur Psychoanalyse* (S. 31–57). Fischer.

Winnicott, D.W. (1983 [1956]) Primäre Mütterlichkeit. In ders., *Von der Kinderheilkunde zur Psychoanalyse* (S. 157–182). Fischer.

Wolff, L. (2021). Sina – Eine Säuglingsbeobachtung. In A. Israel & C. Enriquez de Salamanca (Hrsg.), *Baby, Familie, Beobachter*in. Subjektive Prozesse in der Säuglingsbeobachtung. Jahrbuch für teilnehmende Säuglings- und Kleinkindbeobachtung 2021* (S. 67–101). Psychosozial-Verlag.

In between
Abstinence, analytical attitude, and the significance of the potential in baby observation

Summary: The following text is based on a lecture given at the 13th Conference on Infant Observation. It examines the significance of the concept of abstinence and, more general, the specific psychoanalytic attitude for baby observation. It describes how conscious restraint, non-intervention, and leaving the observed open in the sense of not knowing create a space for the potential, where experiences and transitional phenomena can unfold. Through observational sequences, the central role that the inner attitude plays in perceiving and dealing with the primitive states of the baby, as well as the projections of the parents, is highlighted. Winnicott's conceptualization of early development is related to these considerations, particularly his idea of the *potential space*, an intermediate space between the inner and outer world that can be opened through this special attitude. The importance of evenly suspended attention, self-reflection, and the challenging engagement with one's own unconscious aspects play a central role in this context. The inner and outer abstinent attitude, which can be developed within the framework of observation as a learning experience, not only allows a non-disturbed unfolding of processes in the baby and its relationship with its environment but also serves as a reference point and support for the observers.

Keywords: abstinence, psychoanalytic attitude, infant observation, potential space

Biografische Notiz

Lisa Wolff, Dr. phil., ist Diplom-Psychologin und Analytische Kinder- und Jugendlichenpsychotherapeutin, Supervisorin und Dozentin am Institut für analytische Kinder- und Jugendlichenpsychotherapie – Esther Bick in Berlin.

Die »Orchestrierung« von Abstinenz oder eine einfühlsam verstehende Säuglingsbeobachtungsgruppe aufbauen[1]

Jeanne Magagna

Jahrbuch für teilnehmende Säuglings- und Kleinkindbeobachtung 2025, 45–78
https://doi.org/10.30820/9783837933901-45
https://www.psychosozial-verlag.de/jtskb

Zusammenfassung: Der Beitrag beschreibt die Art der »Orchestrierung« einer psychoanalytischen Haltung bei der psychoanalytischen Babybeobachtung. Der Seminarleiter unterstützt die Schaffung eines psychologischen Raums, in dem Beobachtungen und Gefühle vereint werden, in dem Unsicherheiten toleriert werden und sich langsam emotionale Wahrheit herausbilden kann. Die aufnehmende (containende) Funktion des Seminarleiters ermöglicht es den Beobachtern, ihre Verletzlichkeit zu zeigen und gemeinsam langsam die Bedeutung der Beobachtung zu erkennen, statt übereilt bereits rasch die Bedeutung der Beobachtung zu erkennen glauben. Die Schaffung eines Raums für die Stimmen aller Teilnehmer und deren Gegenübertragungsreaktionen ermöglicht es ihnen, sich mit den emotionalen Erfahrungen des Babys, der Familie und der anderen Beobachter zu identifizieren.

Schlüsselwörter: Psychoanalytische Haltung, Aufnahmefähigkeit, Abstinenz, Identifikationsprozesse, voreilige Deutungen

Einleitung

Das Tavistock-Modell der Säuglingsbeobachtung, das 1948 von Esther Bick entwickelt wurde, bildet einen grundlegenden Anteil der psychoanalytischen Ausbildung und bietet Beobachtern die Möglichkeit, ge-

1 Dieser Text mit allen Zitaten wurde von Gertraud Diem-Wille und Raoul Kneucker übersetzt.

© Psychosozial-Verlag GmbH & Co. KG, Gießen · www.psychosozial-verlag.de

naues Beobachten, emotionale Empfänglichkeit und Reflexionsfähigkeit zu lernen. Im Zentrum dieses Modells steht die Seminargruppe, die von einem einfühlsamen Leiter geführt wird, der nicht nur die Diskussion moderiert, sondern eine emotional abgestimmte *psychoanalytische Haltung* fördert, »orchestriert«. Ein solcher Ansatz erfordert ein *Abstandnehmen*, »Abstinenz«, von didaktischem Unterricht, voreiligen Interpretationen, Projektionen, Kritik und Aufdringlichkeit. Dieser Artikel untersucht das Konzept des Seminarleiters, der in einer mitfühlend verständnisvollen Säuglingsbeobachtungsgruppe »Formen der Abstinenz gestaltet«.

Die Metapher der »Orchestrierung« in der Säuglingsbeobachtung

Orchestrieren bedeutet im musikalischen Sinne, verschiedene Instrumente so zu koordinieren, dass sie harmonisch zusammenwirken, ohne dass ihre einzelnen Stimmen überlagert werden. In ähnlicher Weise koordiniert der Leiter des Säuglingsbeobachtungsseminars die emotionalen und wahrnehmungsbezogenen Beiträge jedes Gruppenmitglieds, sodass ein vielstimmiges Verständnis entstehen kann. Anstatt nach einem Lehrplan zu unterrichten, ermöglicht der Leiter das Entstehen von Bedeutung und fördert eine gemeinsame emotionale Auseinandersetzung mit dem Verständnis der Beziehung des Säuglings zur Familie und dessen Auswirkung auf die Persönlichkeitsentwicklung des Säuglings.

Orchestrierung impliziert zeitliche Abstimmung, Einfühlungsvermögen und die Fähigkeit, Widersprüche, Gefühlsausbrüche und Stille wahrzunehmen und zu »containen«. Sie spiegelt das psychoanalytische Prinzip der »negativen Fähigkeit« (Keats, 1817) wider, das von Bion (1962) als die Fähigkeit, »ohne Erinnerung oder Verlangen« zu bleiben, wieder aufgegriffen wurde. Im Seminar bedeutet dies, dass man davon *Abstand nimmt*, die aktuelle Beobachtung unter dem Aspekt früherer Erfahrungen zu verstehen, es sei denn, diese kommen als spontane freie Assoziationen zur aktuellen Beobachtung. Es bedeutet auch, dass man nicht voreilig interpretiert, sondern eine Pause zulässt, einen Raum schafft, in dem sich emotionale und beobachtete Wahrheiten spontan entfalten können, statt sie durch ein ängstliches, voreiliges Festhalten an bekannten psychoanalytischen Theorien zu überlagern.

Die *psychoanalytische Haltung*: Beobachten mit Gefühl

Martha Harris (1989) beschrieb den Seminarleiter als jemanden, der eine *psychoanalytische Haltung* der emotionalen Offenheit, Abstinenz und Neugierde vorlebt. Der Leiter *verzichtet* auf direkte Anweisungen, sondern fördert durch seine Gegenwart, sein Schweigen und seine selektiven verbalen Interventionen das emotionale Denken. Emotionale Reaktionen auf die Beobachtung werden weder abgetan noch übermäßig gefördert, sondern zur Betrachtung der Belege herangezogen, die sich aus einer detaillierten Beschreibung der Interaktionen des Babys mit der Familie ergeben.

Miller et al. (1989) betonten, wie wichtig es ist, die Grenze zwischen Beobachtung und Interpretation aufrechtzuerhalten. Der Leiter ermutigt sanft dazu, die durch die Beobachtung geweckten Gefühle zu erforschen. Außerdem lebt ein guter Seminarleiter vor, wie man innehält und dem Unausgesprochenen oder noch Unbekannten Raum gibt, ohne es vorschnell mit Bedeutung zu füllen (Rustin, 2009, S. 54). Die Gruppe wird zu einem Behälter, in dem die rohen, unbearbeiteten Empfindungen und emotional aufgeladenen nonverbalen Gesten, die in Interaktionssequenzen vorhanden sind, in ein reflektiertes Verständnis umgewandelt werden. Außerdem ist der Leiter dafür verantwortlich, der Gruppe zu helfen, nah an der gelebten Realität des Säuglings zu bleiben, und die Beobachter dabei zu unterstützen, sich nicht zu sehr mit dem Säugling zu identifizieren und ihre eigenen ungelösten Konflikte auf die Eltern zu projizieren. Das Seminar wird zu einem Raum, in dem Mitgefühl und Neugier den Gruppenprozess bestimmen.

Ein kurzer historischer Überblick

1948 beobachtete Dr. John Bowlby (persönliche Kommunikation an der Tavistock Klinik während des Entwicklungstheoretischen Seminars 1970) in London sehr kleine Kinder mit ihren Müttern und bemerkte, dass die Kinder von ihren Müttern wegrannten, um die Welt zu erkunden, dann aber zurückkamen, um die Geborgenheit ihrer Mütter zu suchen, bevor sie sich wieder mit anderen Kindern auf Entdeckungsreise begaben. Er erkannte, dass es sehr wichtig war, Kinder in ihrer natürlichen Umgebung mit ihren Familien zu Hause zu beobachten und nicht in einem Forschungsstudio. Zu dieser Zeit lud er Esther Bick, die für ihre

Doktorarbeit kleine Kinder in einem Wiener Laboratorium untersucht hatte, ein, an der Tavistock Clinic in London eine Ausbildung in Kinderpsychotherapie zu entwickeln, die auch die Untersuchung von Säuglingen in der Interaktion mit ihren Familien zu Hause umfasste. 75 Jahre nach den Beobachtungen von Esther Bick ist die Untersuchung von Säuglingen mit ihren Familien ein fester Bestandteil vieler psychoanalytischer Ausbildungen weltweit. In verschiedenen Ländern finden sogar Konferenzen zur Säuglingsbeobachtung statt, auf denen weitere Entwicklungen in der Forschung und Praxis der Beobachtung von Säuglingen mit ihren Familien diskutiert werden.

Ich absolvierte ein zweijähriges Seminar zur Säuglingsbeobachtung bei Martha Harris und wurde von ihr eingeladen, Beobachtungen mit ihr zu besprechen. Daraufhin bat ich Esther Bick, meine Beobachtung eines Säuglings drei Jahre lang wöchentlich zu supervidieren. Einige Personen wollten der Supervision beiwohnen. Michael Haag, der dachte, dass diese Supervision die übliche Form eines Beobachtungsseminars sei, lud seine französischen Kollegen ein, jedes Jahr jeweils einen Säugling zu beobachten. Dies unterscheidet sich stark vom Tavistock-Modell der Säuglingsbeobachtungsseminare, bei dem fünf Seminarteilnehmer jedes Jahr sechs Säuglingsbeobachtungen präsentieren und dabei die Beobachtungen von vier anderen Beobachtern diskutieren. Beide Stile haben Vorteile, aber das Tavistock-Modell bietet den Vorteil, dass man Aspekte der unterschiedlichen Persönlichkeiten der Säuglinge in der Interaktion mit ihren verschiedenen Familien wahrnehmen kann.

Nachdem ich 40 Jahre lang international Säuglingsbeobachtungsseminare geleitet habe, werde ich in diesem Artikel die Rolle des Leiters und der Teilnehmer eines Säuglingsbeobachtungsseminars bei der Förderung einer *psychoanalytischen Haltung* in der Gruppe und bei jedem Einzelnen untersuchen. Eine *psychoanalytische* Haltung zeichnet sich durch Zurückhaltung bei der Beobachtung und Diskussion der Interaktion zwischen Säugling und Familie aus, gepaart mit *mitfühlendem Verständnis.* Der französische Psychoanalytiker Didier Houzel (1995, S. 66) beschreibt die Förderung einer *aufgeschlossenen Haltung* der Beobachter während der Beobachtung und Diskussion der Interaktion eines Säuglings mit seiner Familie folgendermaßen:

> »Es ist ein emotional stabiler Seminarleiter, der die Entwicklung der aufnahmebereiten Haltung des Beobachters fördert. Dies erfordert die Toleranz

> gegenüber Situationen, die manchmal äußerst schmerzhaft, irritierend und/ oder deprimierend sein können, ohne sie bereits zu verstehen.«

Der *psychoanalytischen Haltung* liegt die Idee zugrunde, dass sowohl das Seminar als auch die Beobachtungen ohne didaktischen Unterricht und ohne aufdringliche Interventionen wie Ratschläge oder negative Kritik an den beobachtenden Beobachtern oder der beobachteten Familie stattfinden. Tatsächlich folgt das Tavistock-Modell der Säuglingsbeobachtung weitgehend den Bion'schen Konzepten, die in Bions Buch *Erfahrungen in Gruppen* (1971) dargelegt sind. Außerdem stimmt ein Großteil des aktuellen Tavistock-Modells der Säuglingsbeobachtung mit dem in Adamos und Rustins Buch *Young Child Observation* (2014) beschriebenen Modell überein.

In diesem Artikel werde ich die *psychoanalytische Haltung* beschreiben, die bei der Beobachtung und Diskussion von Säuglingen eingenommen wird. Diese Haltung beinhaltet die Entwicklung eines Verständnisses für unbewusste Prozesse zwischen Säugling und Eltern durch den Beobachter sowie die Beobachtung der äußeren Interaktion durch den Beobachter und die Gruppe. Durch die Einbeziehung der Übertragungs- und Gegenübertragungserfahrungen wird ein tieferes Verständnis des Beobachteten ermöglicht. Per Definition umfasst die *psychoanalytische Haltung* verschiedene Merkmale: die Integration feindseliger und liebevoller Gefühle gegenüber der Familie sowohl bei der Beobachtung als auch bei der Besprechung der Säuglingsbeobachtung, ein tiefes Verständnis für kulturelle Vorurteile, transgenerationale Traumata und die massiven Ängste des Säuglings vor Vernichtung und Fragmentierung (Bick, 1964), die jeder Vorstellung von paranoiden und depressiven Ängsten vorausgehen.

Abschließend werde ich beschreiben, wie die Methode der Säuglingsbeobachtung von Esther Bick unter ethischen Gesichtspunkten für Familien modifiziert wurde, in denen ein Muster schwerwiegender pathologischer Eltern-Kind-Interaktionen vorlag. Ich erinnere jedoch daran, dass Frau Bick selbst »tiefes Zuhören« gegenüber einer Mutter empfahl, die ihr Baby während vieler Beobachtungen schlafen ließ. Sie war der Meinung, dass die Mutter von der Beobachterin emotional gehalten werden musste, um ihre ängstlichen Gefühle zu beruhigen, bevor sie es ertragen konnte, dass die Beobachterin sie bei der Interaktion mit ihrem Baby beobachtete.

Vorbereitung der Teilnehmer auf die Suche nach einer geeigneten Familie

Idealerweise sollte das erste Treffen mit den potenziellen Beobachtern etwa drei Monate vor Beginn des Beobachtungsseminars stattfinden. So haben die Beobachter Zeit, eine Familie mit einem Baby zu finden, das in wenigen Monaten zur Welt kommen wird, und die Familie steht dann nicht unter dem Druck der unmittelbar bevorstehenden Geburt. Als Seminarleiterin hoffe ich, eine Gruppe mit einem Zusammengehörigkeitsgefühl zu bilden, eine Gruppe, die gemeinsam Schritt für Schritt über ihre Erfahrungen nachdenkt und ihre Ängste vor einer neuen Aufgabe bewältigt, während sie mit Eltern konfrontiert ist, die ein neues Baby bekommen und vielleicht zum ersten Mal Eltern werden. Das bedeutet, dass ich der Gruppe bei unserem ersten Treffen einfach sage, dass die Aufgabe der wöchentlichen Babybeobachtung darin besteht, die detaillierten Abläufe der Interaktion zwischen Baby und Eltern zu beobachten und dabei auf Gesten und Stimmlagen zu achten. Darüber hinaus schlage ich vor, dass sie ihre Beobachtungen zur Entwicklung der Persönlichkeit des Babys mit ihren Gegenübertragungserfahrungen verknüpfen. Ich erkläre auch, dass sie am Ende des ersten Jahres einen Bericht darüber schreiben sollen, wie sie die innere psychische Entwicklung der Persönlichkeit des Säuglings und seine Beziehungen zu den Familienmitgliedern sehen.

Anschließend gebe ich der Gruppe die Möglichkeit, ihr eigenes Verständnis davon zu entwickeln, was es bedeutet, Beobachter zu sein, und wie sie einen Experten finden können, der ihnen bei der Suche nach einer Familie hilft. Die Gruppe beginnt gemeinsam zu überlegen, und dann gehe ich von einer Person zur nächsten, um zu sehen, an welche Experten sie sich wenden könnten. Anschließend schlage ich vor, zwei Rollenspiele durchzuführen. Das Thema des ersten Rollenspiels besteht darin, den Experten zu kontaktieren, um eine Familie zu finden. Nach dem Rollenspiel findet eine Gruppendiskussion darüber statt, was dem Experten erklärt wurde, wie er sich fühlen könnte und wie die weitere Vorgehensweise hinsichtlich des Kontakts mit dem Experten, der die Aufgabe hat, das Baby zu finden, aussehen könnte. Die Teilnehmer, die die Rolle des Beobachters und des Experten spielen, können etwas über ihre Erfahrungen sagen und Bedenken äußern, was zur weiteren Klärung hilfreich sein kann.

Mit anderen Worten, ich *verzichte darauf*, ein didaktischer Lehrer zu sein. Stattdessen ermutige ich die Gruppe, der ersten Begegnung mit dem

Experten und den dabei auftretenden Ängsten und Gefühlen eine Bedeutung zu geben. Wenn die Gruppe dies nicht selbst betont hat, schlage ich schließlich vor, dass der Beobachter die Verantwortung dafür übernimmt, per E-Mail oder Telefon Kontakt zu einem Experten aufzunehmen, der die Aufgabe hat, eine Familie mit einem Baby zu finden, das beobachtet werden kann. Auffällig ist, dass die Gruppe gemeinsam über die Aufgabe nachdenkt. Ich verzichte darauf, als Lehrer Anweisungen zu geben, sondern fungiere eher als Dirigent, der eine Gruppe dazu anleitet, gemeinsam über praktische Aspekte und Ängste nachzudenken, die in den verschiedenen Rollen des Rollenspiels auftreten können. Am Ende beider Rollenspiele bitte ich die Rollenspieler, aus ihrer Rolle herauszutreten, indem sie etwas sagen, das sie von der im Rollenspiel dargestellten Person unterscheidet.

Ein Treffen mit der Familie vereinbaren und die Eltern treffen

Um alle Mitglieder in das Rollenspiel einzubeziehen und das Rollenspiel zu besprechen, lade ich andere Teilnehmer ein, die Rolle eines Beobachters zu übernehmen, der die Eltern kontaktiert, sowie zwei Personen, die die Eltern spielen. Anschließend gibt es ein drittes Rollenspiel, bei dem tatsächlich beide Elternteile getroffen werden. Nach jedem kurzen Rollenspiel diskutieren wir, welche Beobachterrollen am hilfreichsten sind und was verbessert oder geändert werden könnte. Wir versetzen uns auch in die Lage der Eltern und Beobachter in den Rollenspielen und denken über ihre Ängste nach, die durch diese neue Begegnung entstehen, bei der der Beobachter in das familiäre Umfeld eintritt.

Vorurteile gegenüber »anderen Familienkonstellationen« vermeiden

Als Seminarleiterin lege ich nicht fest, ob es sich um ein heterosexuelles oder homosexuelles Paar handeln sollte, weil wir mehr psychoanalytisches Verständnis für die Persönlichkeitsentwicklung von Ersatz- und IVF-Kindern in Familien mit homosexuellen Eltern, heterosexuell verheirateten Eltern und unverheirateten Eltern gewinnen wollen. Ich verzichte in erster Linie darauf, an einer alten Tradition festzuhalten, die besagt: »Es wird zu kompliziert, wenn Sie ein Kind beobachten, das in einer nicht-traditionellen Familie geboren wurde.« Obwohl einige Säuglingsbeobachtungen letztendlich zu Beobachtungen von Säuglingen mit einem geschiedenen Elternteil führen, würde ich es vorziehen, wenn Erstbeobachter, insbesondere männliche Beobachter, die eine alleinerziehende Mutter mit ihrem Baby besuchen, die Intensität der Beobachtung eines alleinerziehenden Elternteils ohne Partner vermeiden können. Der Verzicht auf Vorurteile zugunsten der Beobachtung eines heterosexuellen Paares könnte uns daran hindern, nicht-traditionelle Familien besser zu verstehen. Tatsächlich lebt die Hälfte der amerikanischen Kinder nicht in einer traditionellen Familie (Moskowitz, 2014).

Später kann es für den Beobachter nützlich sein, eine zweite Beobachtung durchzuführen, wie Moskowitz (2014), als sie ein Kleinkind beobachtete, das von einem alleinstehenden schwulen Vater aufgezogen wurde. Ich werde nun beschreiben, wie Moskowitz unser Verständnis von »Alleinerziehung« und »homosexueller Elternschaft« erweitert hat.

Sie beschrieb, wie das Kind noch vor der Sprachentwicklung einen *nonverbalen Prozess des Fragens* beginnt, der sich durch emotionale Zustände und Verhaltensweisen äußert (Moskowitz, 2014, S. 251):

- »Wo ist sie?«
- »Ist sie noch bei mir, auch wenn ich sie nicht sehen kann?«
- »Was kann ich tun, um sie zurückzuholen?«
- »Was habe ich getan, dass sie weggegangen ist?«

Diese psychischen Fragen sind grundlegend für die Symbolbildung und das spätere verbale Denken. Wie Moskowitz erklärt, handelt es sich hierbei noch nicht »um Fragen in Worten«, sondern eher um Gefühle und Handlungen (Moskowitz, 2010). Moskowitz zeichnet ein subtiles und facettenreiches Bild davon, wie innere *Repräsentationen der Mutter und des Vaters* durch emotionale Erfahrungen und nicht durch kognitive Anweisungen entstehen. In der Beobachtung des zweieinhalbjährigen Mädchens Laura sehen wir, dass Laura fragt: »Wo ist meine Mama?«, woraufhin der Vater sie fragt, ob er ihr die Geschichte ihrer Geburt erzählen soll, und sie mit Ja antwortet. Eine solche Beobachtung ermöglicht es uns, mehr darüber nachzudenken, wie Eltern und Kinder damit kämpfen, Bilder von den Spendern oder, im Falle einer Adoption, von den leiblichen Eltern zu entwickeln und sie zu realen, ganzen Menschen werden zu lassen.

Wenn wir *davon Abstand nehmen*, Säuglinge in nicht-traditionellen Familien zu beobachten, können wir kein psychoanalytisches Verständnis von ihnen entwickeln. Moskowitz hat uns durch die Beobachtung einer nicht-traditionellen Familie gezeigt, dass viele Säuglinge nicht nur frühe Repräsentationen von den physisch anwesenden Bezugspersonen entwickeln, sondern auch von denen, die trotz ihrer Abwesenheit psychisch bedeutsam sind – insbesondere von der leiblichen Mutter.

Vermeiden, die Bedeutung des »Dritten«, des Vaters oder Partners und »des Beziehungszustands des Paares« (Morgan, 2019) zu untergraben

Ein Baby wird geboren, schaut in die Augen der Mutter, dreht sich um, um die vertraute Stimme des Vaters zu hören, der »Hallo« sagt. Das Baby erwartet, dass es gefüttert wird und dass seine Eltern es emotional versorgen und beschützen. Obwohl die Art der Bindungsbeziehung des Babys zu jeder Elternfigur erheblich unterschiedlich sein kann (Fonagy & Target, 2002), scheinen wir uns dennoch oft an Winnicotts Aussage: »Es gibt kein Baby ohne Mutter« zu klammern und vergessen dabei, dass dies insofern unzutreffend ist, als es tatsächlich kein Baby ohne Mutter und Vater gibt! Aus diesem Grund sollte das Treffen zur Festlegung der Vereinbarung zur Beobachtung eines Babys in der Familie sowohl mit dem Vater als auch mit der Mutter oder den beiden homosexuellen Elternteilen stattfinden.

Ebenso sollte die Planung regelmäßiger Beobachtungen des Säuglings idealerweise bedeuten, dass man davon *absehen* sollte, regelmäßig zu beobachten, wenn nur ein Elternteil anwesend ist. Natürlich kann es vorkommen, dass nur ein Elternteil anwesend ist, aber durch die Einbeziehung beider Elternteile erweitern wir unseren Denkhorizont über die Bedeutung der *cradle of containment* (Wickelkorb) des Paares für die emotionale Entwicklung des Babys (Magagna, 2014). Mary Morgan macht dies in ihrem Buch *The Couple State of Mind* (2019) deutlich, indem sie sagt: »Im *Paarzustand* können Mutter und Vater gemeinsam über ihr Baby nachdenken, über die emotionalen Erfahrungen des anderen reflektieren und dem Baby einen triangulären Raum bieten, in dem Unterschiede toleriert werden und Wachstum stattfinden kann« (S. 48).

Laut Morgan wird die Fähigkeit der Mutter, die emotionalen Bedürfnisse ihres Babys zu tolerieren, erheblich gestärkt, wenn das Paar die mentalen Zustände des anderen im Blick behält. Sie ist dann nicht mehr allein mit der Aufgabe der Einbindung, sondern der Vater (oder das Co-Elternteil) wird zu einem psychischen Partner in der Betreuung.

Diese Idee hat tiefgreifende Auswirkungen auf die Säuglingsbeobachtung. Die emotionale Funktionsweise des Elternpaares sollte als Teil des haltenden Umfelds betrachtet werden, nicht als Hintergrundgeräusch. Es ist wichtig, dass Beobachter darauf achten, wie beide Elternteile mit dem Säugling, miteinander und mit dem Beobachter umgehen. Das Erkennen dieser *dreidimensionalen Dynamik* kann zu einem reichhaltigeren und genaueren Verständnis der Säuglingsentwicklung führen.

Derzeit wird das Bewusstsein dafür geschärft, wie wichtig der Vater für die psychologische, kognitive und emotionale Entwicklung des Säuglings im Laufe seines Lebens ist (Lamb & Lewis, 2013). Wir schränken die Erfahrung des Beobachters ein, wenn wir die Bedeutung des *Elternpaares* nicht betonen und einfach der gängigen Tradition folgen, die Mutter mit dem Baby zu beobachten. Hier gibt es einige Bereiche, die wir weiter untersuchen müssen, um zu verstehen, wie die Rolle des Vaters die Persönlichkeitsentwicklung des Säuglings maßgeblich beeinflusst (Briggs, 1995, S. 3).

- Wie präsent oder abwesend ist der Vater in den Gedanken des Kindes und der Mutter
- Inwieweit hängt dies von seinem Grad der Beteiligung am Familienleben ab?
- Inwieweit erfüllt der Vater seine Rolle als Ernährer und sensibler Beschützer, der die Ängste der Familie und des Babys auffängt? Hier müsste man fragen, wie sich die elterlichen Rollen ergänzen oder miteinander in Konflikt stehen.
- Die Rolle des Vaters kann von größter Bedeutung sein, wenn er die Mutter unterstützt, ihre Bedürfnisse als Individuum berücksichtigt und den elterlichen Raum mit ihr als Bezugsperson des Säuglings teilt.
- In welchem Umfang und in welcher Form stellt sich der Vater als direkte Bezugsperson für das Baby zur Verfügung? Die Bewertung der Fähigkeit des Vaters, mit dem Baby emotional in Beziehung zu treten, ist für die Beantwortung dieser Frage von Bedeutung.

Obwohl bei Säuglingsbeobachtungen oft nur die Mutter im Mittelpunkt steht, stellt Moskowitz zurecht fest, dass auch der Vater – oder eine andere primäre Bezugsperson – in die Vorstellungswelt des Säuglings eintritt, oft durch die Art und Weise, wie die Mutter auf ihn Bezug nimmt oder emotional mit ihm umgeht. Wenn die Mutter bei der Erwähnung des Vaters lächelt oder wenn seine Stimme zu hören ist und warmherzig darauf reagiert wird, beginnt das Baby, sich ein Bild von einer anderen Person zu machen, die mit der Mutter verbunden ist (Moskowitz, 2010). Dies markiert die Entstehung eines *triangulären mentalen Raums*, eine wichtige Entwicklung in der psychischen Fähigkeit des Säuglings, sich Beziehungen zwischen anderen Menschen als zu sich selbst vorzustellen.

Verzicht auf Anweisungen zur Entwicklung einer Beobachterrolle

Die Entwicklung des *rezeptiven Geistes* des Beobachters (sowohl in der Familie als auch im Seminar) erfolgt durch die Erfahrungen mit anderen Personen, die das Kind allein oder im Zusammenspiel mit anderen beobachten, gefolgt von der Diskussion der Beobachtungen im Seminar. Als Seminarleiter halte ich es jedoch für hilfreich, auf eine Liste mit Anweisungen zur Beobachtung zu verzichten. Stattdessen schlage ich vor, dass ein Beobachter eine *psychoanalytisch fundierte, professionelle Rolle* einnimmt, die wir bis zu einem gewissen Grad klären können, bevor der Beobachter das Kind und die Familie tatsächlich trifft. Ich lade die Gruppe ein, darüber nachzudenken, welche *begrenzenden (containenden)* Vereinbarungen mit einer Familie für die einjährige Beobachtung angemessen wären. In der Gruppendiskussion kristallisiert sich allmählich heraus, dass es hilfreich wäre, einen für alle Beteiligten geeigneten regelmäßigen Tag zu einer bestimmten Zeit, in der Regel 50 Minuten bis eine Stunde, zu vereinbaren.

Ich bin mir bewusst, dass Eltern den Beobachter erwähnt haben, weil er durch das *Unterlassen* gewöhnlicher menschlicher Reaktionen auf die Familienmitglieder eine bedrohliche Präsenz darstellt. Ich helfe der Gruppe daher, darüber nachzudenken, wie *ein psychoanalytischer Fokus in erster Linie auf das Kind* in Kombination mit *empathischer Aufnahmebereitschaft* gegenüber der Familie aussehen könnte. Später in diesem Artikel werde ich Houzels Gedanken dazu darlegen.

Ich lade die Gruppe auch ein, über die *Ethik der Beobachtung* nachzudenken, bis wir zu einem Konsens gelangen, dass der Beobachter persönliche Namen in der Beschreibung einer Beobachtung verschweigt und alles, was die Beobachtung betrifft, streng vertraulich behandelt. Das bedeutet, dass *keine Informationen* preisgegeben werden, *außer* in den Diskussionen mit den Seminarteilnehmern *während des* Seminars. Dann taucht oft die Frage auf: »Was passiert, wenn in der Beziehung zwischen Säugling und

Eltern etwas sehr Pathologisches vor sich geht?« Auch hier *verzichte* ich darauf, Antworten zu geben, sondern lade die Gruppe ein, darüber nachzudenken, was in einer solchen Situation angemessen wäre.

Letztendlich schlage ich vor, dass so etwas zu Beginn des Seminars angesprochen wird, anstatt zu warten, bis man an der Reihe ist, seinen Fall vorzustellen. Oftmals müssen der Tutor und die Seminargruppe gemeinsam überlegen, was zu tun ist, und der Seminarleiter und der Tutor des Beobachters müssen sich über die Rolle des Beobachters austauschen. Ich schlage vor, dass der Beobachter in der Zwischenzeit seine Rolle als empathischer Beobachter beibehält. Das bedeutet, dass er keine Ratschläge gibt, keinen Arzt oder Therapeuten empfiehlt und keine unangemessene Verantwortung für das Kind übernimmt. Ausnahmen hiervon sind Fälle, in denen nur der Beobachter Schaden vom Kind abwenden kann, oder andere Situationen, auf die ich später im Zusammenhang mit pathologischen Familieninteraktionen, die sofortiges Eingreifen erfordern, näher eingehen werde.

Schriftliche Darstellung der Interaktion des Kindes mit der Familie

Zu Beginn des Beobachtungsberichts ist es wichtig, den Tag, die Uhrzeit, die Anzahl der Beobachtungen, die bei der Beobachtung anwesenden Personen, das Alter des Babys und das ungefähre Alter der bei der Beobachtung anwesenden Personen anzugeben. Um den Wunsch aller Familienmitglieder nach einer aufmerksamen, reflektierenden Beobachtung zu berücksichtigen, muss der Beobachter notwendigerweise eine »schwebende Aufmerksamkeit« um das Baby herum aufrechterhalten und gleichzeitig auf andere anwesende Familienmitglieder eingehen. Dies gilt insbesondere für die älteren Geschwister des Babys. Andererseits erwarte ich, dass der Schwerpunkt der Aufmerksamkeit des Beobachters in erster Linie auf dem Säugling liegt oder darauf, auf andere zu reagieren oder Interaktionen mit ihnen zu initiieren.

Ein »abstinenter« Leiter des Säuglingsbeobachtungsseminars werden

Martha Harris, die Esther Bick als Leiterin der Tavistock-Ausbildung für Kinderpsychotherapie und Leiterin der Säuglingsbeobachtungsseminare nachfolgte, war stark von Wilfred Bions Gedanken zu einem klar »benannten Leiter« beeinflusst (Harris, 1987, S. 322–344). Harris beschreibt, wie ein Leiter zwischen sich selbst als »gewöhnlicher Mensch« unterscheiden und seine Vorstellung, er sei »allwissend« und »allmächtig«, zurückweisen muss. Damit impliziert sie, dass die *psychoanalytische Haltung* eines Seminarleiters darin besteht, sich von der Vorstellung des Leiters und der Gruppe zu *distanzieren*, dass er »die einzige Person« ist, die die vorgestellten Beobachtungen gut versteht, oder »die einzige Person«, die die richtigen Vorstellungen über das Baby und die Familienbeziehungen hat. Harris ist sich bewusst, dass *projektive Identifikation*, wie sie in Familien auftritt (Zinner & Shapiro, 1972), auch in Säuglingsbeobachtungsgruppen vorkommt. Daher schlägt sie vor, dass der Seminarleiter *davon Abstand nimmt*, alle Arbeit zu leisten, um zu versuchen, die Interaktionen zwischen dem Säugling und der Familie zu verstehen. Mit anderen Worten: Der Seminarleiter muss *davon Abstand nehmen*, dass die Beobachter ihre Verantwortung abgeben, was dazu führen würde, dass Teile ihres kreativen und intuitiven Verstandes fragmentiert werden und damit verloren gehen und auf den Leiter oder andere Gruppenmitglieder projiziert werden.

Adamo und Rustin (2016) beschreiben die Eigenschaften des »abstinenten« psychoanalytischen Leiters von Säuglingsbeobachtungsseminaren und weisen darauf hin, dass der Seminarleiter eine sorgfältig ausgewogene, reflektierte, unaufdringliche und stützende Präsenz hat. Sie fügen hinzu: »Der Seminarleiter hat nicht die Aufgabe, den Beobachter auf das hinzuweisen, was zu sehen ist, sondern einen Raum zu schaffen, in dem Denken stattfinden kann – Denken, das auf der Beobachtungserfahrung und den dadurch ausgelösten emotionalen Reaktionen basiert« (ebd., S. 7).

Dies spiegelt Martha Harris' bereits erwähnte Vorstellung wider, dass der Seminarleiter kein Lehrer im traditionellen Sinne ist, sondern vielmehr ein Vermittler von Reflexionsfähigkeit, der den Beobachtern hilft, die emotionalen Auswirkungen der Beobachtung zu verarbeiten, ohne voreilig zu theoretisieren oder einzugreifen. Darüber hinaus sagen sie, dass der Seminarleiter und der Gruppenprozess das emotionale Wachstum und die Beobachtungsfähigkeiten der Beobachter fördern.

Harris (1987) schlug vor, dass der Seminarleiter davon *absieht*, an bekannten psychoanalytischen Theorien festzuhalten, vielmehr einen Gruppen-Denkprozess fördern sollte, der so funktioniert, wie Bion es als »ohne Erinnerung und Wunsch« beschrieben hat. Bions Idee bezieht sich nicht auf einen passiven oder leeren Geist, sondern auf eine disziplinierte Form der *Abstinenz* – ein Absehen von persönlichen Ansichten und theoretischen Annahmen aus bestehenden psychoanalytischen Theorien und Wunschdenken. Auf diese Weise können neue Gedanken über die Interaktionen zwischen Säugling und Familie und die sich entwickelnde Persönlichkeit des Säuglings gefestigt werden. Harris schlug außerdem vor, dass der Seminarleiter die Fähigkeit des Beobachters fördern sollte, den »Strahl der Dunkelheit«, den »Strahl des Nichtwissens«, auf die Präsentation einer detaillierten Beobachtung zu richten. Mit anderen Worten: Die tatsächliche schriftliche Beobachtung sollte präsentiert werden, ohne dass der Beobachter sagt, was er über die detaillierte Interaktion zwischen Säugling und Familie denkt. Außerdem soll der Beobachter davon *absehen*, seine Gegenübertragungserfahrungen niederzuschreiben. Dies gibt den Seminarteilnehmern und dem Beobachter die Freiheit, ihre eigenen Gegenübertragungsgefühle zu erleben und ihre Reflexionsfähigkeit zu nutzen, um »den gegenwärtigen Moment des Säuglings« zu verstehen, während die Säuglingsbeobachtung im Seminar präsentiert wird.

Wie von Bion empfohlen, versucht die Gruppe, sich von den »Wolken« der vorherigen Beobachtungen *freizumachen*, bis beim Hören der neuen Beobachtung spontan Gedanken und Erfahrungen auftauchen. Auf diese Weise können neue Gedanken über die Interaktion zwischen Baby und Familie entstehen. Die Beobachtungen von Säuglingen in ihren Familien werden so zu einer Quelle neuer Erkenntnisse über Babys in ihren Familien. Durch die Untersuchung von Säuglingsbeobachtungen gelang es Alvarez (2006), in Schritten eine differenziertere Unterscheidung zwischen Fragmentierungszuständen zu entwickeln: Nicht-Integration, Unterintegration, Desintegration und die Natur früher Integrationen. Sie sprach beispielsweise davon, dass *Nicht-Integration* als normaler, früher Entwicklungszustand angesehen wird, bevor der Säugling ein kohärentes Selbst- oder Körperbewusstsein entwickelt hat. Andererseits beschreibt *Unterintegration* einen Zustand, in dem der Integrationsprozess begonnen hat, aber schwach oder unvollständig ist. Das Selbst ist fragil und unter Stress anfällig, den Zusammenhalt zu verlieren. Es besteht eine Art *latente Instabilität* – ein Kind kann manchmal integriert wirken, aber leicht auseinanderfallen, insbesondere als Reaktion auf Frustration oder Trennung. Diese beiden beschriebenen Zustände sind zu unterscheiden von *Desintegration*, die einen pathologischeren Zustand darstellt, in dem ein zuvor kohärentes Selbstgefühl zerbricht. Diese geht mit intensiver Angst und Schrecken einher. Im Laufe des ersten Lebensjahres des Babys wird der Beobachter hoffentlich beginnen, *die frühe Integration* des Selbst des Babys zu sehen.

Eine *psychoanalytische Haltung*, sich der *Kritik zu enthalten*

Ein unsichtbares Kind

Zu Beginn der Beobachtung eines Säuglings ist es für den Beobachter viel einfacher, zunächst den Gesprächen und Aktivitäten der älteren Familienmitglieder zuzuhören. Tatsächlich kann es für den Beobachter eine befremdliche und schwierige Erfahrung sein, die Abfolge der Interaktionen mit den kleinsten Gesten, Lauten und Gefühlen des Säuglings zu sehen und sich daran zu erinnern. Die Gruppe, die *eine psychoanalytische Haltung* bewahrt, bedeutet, *sich* jeglicher Kritik oder Irritation gegenüber einem Beobachter zu enthalten, der nicht viele sequenzielle Vignetten über die Erfahrungen des Säuglings bemerkt hat, sondern sich stattdessen auf das konzentriert hat, was die Eltern über »den Säugling in ihren Köpfen« gesagt haben (Magagna, 2004). Als Seminarleiterin bin ich neugierig, was das Kind während der Diskussion der Eltern mit dem Beobachter macht. Ich fördere regelmäßig die Idee der »schwebenden Aufmerksamkeit« *(hovering)* für das Kind und die unbewussten kindlichen Aspekte der Familienmitglieder, die hinter ihren Gesprächen oder Verhaltensweisen stehen.

Eine zu kurze Beobachtung

Es ist ziemlich entmutigend, wenn Beobachter wiederholt schwer leserliche, nicht getippte Beobachtungen oder zu wenige Beobachtungen mitbringen, um sie an die Gruppe zu verteilen, oder oft zu spät zum Seminar kommen, in dem sie präsentieren, oder nur eine 1,5-seitige Beobachtung mitbringen. Im Laufe der Jahre habe ich erkannt, dass die Beobachtung eines Säuglings intensive und manchmal überwältigende Gefühle hervorrufen kann, insbesondere bei Menschen, die aus vernachlässigenden Familien stammen, adoptiert oder in Pflege gegeben wurden oder in ihrer frühen Kindheit schwere Trennungen erlebt haben. Wenn wir in der Gruppe beginnen, uns über diese Person sehr zu ärgern, wird mir klar, dass die schmerzhafte Erfahrung, ein Kleinkind zu beobachten, viele kindliche Gefühle wie Wut,

Verfolgungsgedanken und tiefe emotionale Schmerzen hervorruft. All diese Gefühle können in Bezug auf die Gruppe *ausgelebt* werden, und wir müssen die Projektionen auffangen und ihnen eine Bedeutung geben. Es scheint sehr wichtig zu sein, zu verstehen und davon *abzusehen*, das, was projiziert wurde, *auszuleben* und *von* negativer Kritik abzusehen.

Zwei Ereignisse haben mir besonders bewusst gemacht, was das Beobachten eines Säuglings auslöst:

➢ Eine adoptierte Beobachterin sagte, es sei einfach zu schmerzhaft für sie, mit dem Neugeborenen in Kontakt zu bleiben, wenn sie daran denke, dass sie selbst in einem Kinderheim aufgewachsen sei, und eine andere Teilnehmerin erzählte, dass sie ihre ersten drei Lebensjahre allein bei ihrer Großmutter verbracht habe.
➢ Die Gruppenatmosphäre, in der die Projektionen einer Person, die zu spät kam und keine angemessenen Beobachtungen mitbrachte, aufgefangen wurden, ermöglichte es dieser Beobachterin, in einer Kursbewertung zu sagen: »Mir fehlte eine gute Beziehung zu meiner eigenen Mutter. Sie war während meiner Kindheit depressiv. Durch die intensive Identifikation mit dem Baby, das so viel Freude empfängt und eine solche Harmonie mit seiner Mutter erlebt, habe ich eine gute Erfahrung in mir selbst gemacht. Ich fühle mich irgendwie weniger ängstlich und selbstbewusster« (Magagna, 2004, S. 188). Sie empfand die Teilnahme an der Säuglingsbeobachtungsgruppe und die Beobachtung des Säuglings als eine der besten Lernerfahrungen, die sie je für sich gemacht hatte. Hätten wir aufgrund ihrer spärlichen ersten Beobachtungen des Säuglings nicht *davon abgesehen*, sie zu kritisieren, hätte die Beobachterin – so vermute ich – wohl ganz anders reagiert und empfunden.

Mit einer 1,5-seitigen Säuglingsbeobachtung habe ich die Beobachterin und die Gruppe angeregt, mehr Details über das Baby zu erfahren und dann Worte zu finden, welche die Gesten des Babys beschreiben. Ich habe auch die folgende Erfahrung mit Esther Bick genutzt, um der Gruppe mit einer Beobachterin zu helfen, die nur spärliche Beobachtungen gemacht hatte:

Als ich diese erste Beobachtung in das Seminar einbrachte, sagte ich:

> »Ich habe Angst vor Frau Bick. Diese Angst überlagert meinen ursprünglichen Wunsch, das Baby in seiner Familie zu verstehen. Wie die Mutter

> habe auch ich Ängste hinsichtlich der Art und Weise, wie ich beobachte und meine Beobachtungen berichte. Ich habe das Gefühl, dass Frau Bick von mir erwartet, dass ich eine perfekte Beobachterin bin, und es gibt zu viel nonverbale Kommunikationen, wie Konfetti, das aufgefangen und dann zu Worten und schließlich zu Absätzen zusammengefügt werden muss« (ebd.).

Ich beschreibe den ersten Besuch wie folgt:

> »Frau Bick stellte Fragen, die bei den folgenden Besuchen wie ein Zoomobjektiv einer Kamera wirkten, um das Baby ganz nah und klar in den Fokus zu rücken. Ihre Fragen lauten: ›Wie hält die Mutter das Baby? Wo ist sein Kopf? Wie nah ist er am Körper der Mutter? Wohin schaut er? Und was machen seine Hände und Beine, wenn sie seine Position verändert? Welche Bewegungen oder welche Ruhe sehen Sie im Körper des Babys? Zeigen Sie es uns, wir möchten es wissen.‹ Durch ihre detaillierten Fragen ermutigt mich Frau Bick, mit meinem Körper zu zeigen und detailliertere Beschreibungen der Art und Weise, wie die Mutter das Baby hält, sowie zusätzliche Kommentare dazu zu geben, wie sich das Baby ›hält‹« (ebd., S. 33).

Verzicht auf voreilige Interpretationen

Wie bereits erwähnt, ist es wichtig, davon *abzusehen*, schnell zu »wissen«, was eine Interaktion zwischen Baby und Eltern bedeutet, oder über »die Wahrheit« zu verfügen, was zwischen ihnen vor sich geht. Dies bedeutet, dass sowohl der Gruppenleiter als auch die Seminarteilnehmer Verwirrung, Unsicherheit und ein Gefühl der Unzulänglichkeit ertragen müssen, bis mehrere ähnliche Interaktionen zwischen Eltern und Baby beobachtet wurden. Hier sind zwei Beobachtungen (Hopkins, 2014) zur Diskussion:

> Erstes Beispiel: Als das Kind Louise Anzeichen von Entdeckungsfreude oder Frustration zeigte, griff die Mutter sofort ein, um es zu beruhigen oder abzulenken. Es gab keinen emotionalen Raum, in dem das Kind diese Gefühle erleben und verarbeiten konnte.
>
> Zweites Beispiel: Wenn das Kind weinte oder Wut zeigte, reagierte die Mutter sofort mit Ablenkung oder Stillen, anstatt seine Wut oder seine Not anzuerkennen und aufzunehmen.

Esther Bick wies immer darauf hin, dass wir Interaktionsmuster über einen längeren Zeitraum beobachten müssen, bevor wir eine Annahme über ein Interaktionsmuster zwischen Eltern und Baby formulieren können. Nach einer Reihe solcher Beobachtungen der Mutter-Kind-Interaktion wäre es jedoch möglich, solche Spekulationen wie die von Hopkins (2014) anzustellen: Diese »zu gute Mutter« hindert das Kind daran, zu lernen, mit seinen eigenen Gefühlen umzugehen und sie zu verstehen. Dies geschieht, wenn die Mutter nicht akzeptiert, dass das Kind sowohl seinen Wunsch nach autonomer Erkundung als auch seine negativen Emotionen erleben und verarbeiten muss.

Verzicht auf kulturelle Vorurteile

Graham Music (2010) schreibt, dass die kulturellen Einstellungen und unbewussten Vorurteile des Beobachters und der Gruppe unsere psychoanalytische Haltung gegenüber dem Verhalten der Eltern verzerren und dazu führen können, dass wir es nicht schaffen, keine Kritik zu üben und zu äußern. Unabhängig davon, was in den kulturell bedingten Interaktionen zwischen Eltern und Kind geschieht, ist es jedoch von entscheidender Bedeutung, dass wir uns stets bewusst sind, wie das Kind die Haltung und das Verhalten der Familienmitglieder ihm/ihr gegenüber erlebt.

Graham Music betont die Bedeutung der Reflexivität in der Säuglingsbeobachtung. Beobachter werden dazu angehalten, sich ihrer eigenen kulturellen Vorurteile bewusst zu werden und zu überlegen, wie diese ihr Verständnis der Erfahrungen des Säuglings beeinflussen könnten. Auf diese Weise können sie einen differenzierteren und einfühlsameren Ansatz finden, der sowohl den einzigartigen kulturellen Kontext des Säuglings als auch seine einzigartige Persönlichkeit respektiert, die von den kulturellen und persönlichen Merkmalen seiner Familie beeinflusst wird und diese wiederum beeinflusst.

Trennungen, das Ende der Säuglingsbeobachtungen und das Säuglingsbeobachtungsseminar

Isca Wittenberg (1991, 1999) macht uns auf die Ängste aufmerksam, die sowohl mit dem Beginn als auch mit dem Ende von Lernerfahrungen und

Beziehungen verbunden sind. Im Gegensatz zu einer psychoanalytischen Psychotherapie-Sitzung, in der der Psychotherapeut oder Psychoanalytiker die unbewussten Projektionen akzeptieren und eine Interpretation äußern kann, ist der Säuglingsbeobachter anfällig für Ablehnungen sowohl durch die Eltern als auch durch den Säugling. Das kann beim Beobachter Verletzungen und Enttäuschungsgefühle hervorrufen, einschließlich kindlicher Hass- und Wutgefühle, die durch seine eigenen kindlichen Erfahrungen mit seinen verinnerlichten Eltern geweckt werden. Als Seminarleiter ist es wichtig, dem Beobachter emotionalen Raum zu geben, seine Gefühle auszudrücken, damit sie während der folgenden Besuche bei der Familie verarbeitet und eingedämmt (Contained) werden können.

Es gibt einige besonders schwierige Momente, in denen der Seminarleiter und die Mitglieder der Beobachtungsgruppe auftauchende feindselige, verfolgende oder verwirrende Gegenübertragungsgefühle auffangen und reflektieren müssen. Es folgen einige Beispiele für solche Momente.

Ein »verfolgtes« Kleinkind

Irgendwann, oft im Alter von etwa sechs Monaten, schaut ein Kleinkind den Beobachter an, schaut dann schnell weg und weint vielleicht laut, als fühle es sich verfolgt. Dies geschah einer Beobachterin mit einer dunkel gefärbten Brille, als sie in der Wohnung der Familie ankam. Es schien, als hätte das Kind seine Gefühle in »eine gute Mutter« und »ein schrecklich böses Objekt«, repräsentiert durch die Beobachterin, gespalten.

Die Mutter, die die schweigend kritisierende Haltung der Beobachterin ihr gegenüber spürte, sagte die nächste Beobachtung ab

In einer Beobachtung erzählte eine Mutter der Beobachterin, dass ihr Baby angefangen habe, Dreck zu essen. Sie lachte, als sie diese Geschichte erzählte, und sagte: »Es war ziemlich lustig. Er war so süß, dass ich ein Foto gemacht habe.« Unbeabsichtigt runzelte die Beobachterin die Stirn und verzog das Gesicht. Die Mutter nahm die Kritik der Beobachterin wahr und sagte die nächste Beobachtung ab.

In manchen ähnlichen Situationen, in denen Eltern die Unfähigkeit des

Beobachters spüren, seine ablehnende Haltung gegenüber den Eltern wegen der mangelnden Feinfühligkeit dem Baby gegenüber zu unterdrücken, entscheiden sich die Eltern dafür, die Beobachtungen ganz abzubrechen. Manchmal handelt es sich dabei um familiäre Interaktionen, bei denen eine sehr besorgniserregende, wiederholte mangelnde Feinfühligkeit zwischen dem Baby und den Eltern den Seminarleiter dazu veranlasst, gemeinsam mit der Gruppe zu überlegen, ob eine Neuanpassung erforderlich ist, die weitere Maßnahmen zum Schutz des *Wohls des Kindes* erfordert. Bei anderen, weniger besorgniserregenden Säuglingsbeobachtungen besteht die Aufgabe des Gruppenleiters und des Seminars darin, die Ängste zu verstehen, die der Fehleinstellung der Eltern gegenüber ihrem Kind zugrunde liegen.

In einer anderen Situation hält die Mutter ihr zwei Wochen altes Kind oft nur locker mit dem Gesicht nach außen. Die Hände des Babys sind geballt, die Knie sind dicht an den Körper gezogen und die Zehen sind alle gekrümmt, die Beine sind angezogen. Es fühlt sich von der Mutter nicht sicher gehalten und muss sich daher durch Anspannen aller Körpermuskeln als Schutz selbst »zusammenhalten« (Bick, 1964).

Als die Seminargruppe beginnt, die »Haltung« der Mutter zu kritisieren, bringt ein Mitglied die »lockere Haltung« der Erstgebärenden mit ihrem Notkaiserschnitt in Verbindung, bei dem sie viel Blut verloren hat. Die Seminarteilnehmer erkennen schon anfänglich, dass es für die Mutter schwierig sein könnte, sowohl mit ihrer eigenen Angst und ihren Schmerzen bei der Notfallgeburt umzugehen als auch zu einer liebevollen Mutter für ihr Baby zu werden.

Der Beobachter wird gebeten, das Baby zu halten oder zu schützen

Der Seminarleiter und die Gruppe müssen häufig über die angemessene Rolle des Beobachters in einer bestimmten Beobachtung nachdenken. Verschiedene Seminargruppen haben unterschiedliche Vorstellungen davon. Die schwierige Gratwanderung, auf der sich die Beobachter bewegen müssen, besteht darin, die kindlichen Ängste und Projektionen der Familie zu akzeptieren, aber nur, wenn sie offen darum gebeten werden und nur so lange, wie es unbedingt notwendig ist, übernimmt der Beobachter die Rolle, das Baby zu schützen (Adamo & Magagna, 2004). Ähnlich verhält es sich, wenn eine Mutter dem Beobachter ein Baby übergibt, als wäre das Baby eine konkrete Verkörperung der kindlichen Gefühle der Familie. Der Beobachter nimmt das Baby in seine Arme. Nach kurzer Zeit findet er jedoch behutsam einen Weg, es der Mutter zurückzugeben. Auf diese Weise behält der Beobachter seine Rolle als Beobachter bei und ist gleichzeitig offen für das Bedürfnis der Familie, dass er einen Teil ihrer emotionalen Last trägt. Die Beobachterin übernimmt nicht explizit die interpretierende Rolle einer Therapeutin, aber in ihrer Arbeit, in der sie für die Familie empfänglich ist, ist es ein stilles Verständnis, das die Art und Weise prägt, wie sie die Mitteilungen der Familien aufnimmt und sich ihnen gegenüber verhält. Ich habe dies als »die stille Interpretation der Beobachterin« bezeichnet.

Gegenseitiges »Verlassen« der Beobachterin

Einer der emotional aufgeladensten und komplexesten Aspekte der Säuglingsbeobachtung tritt nicht in Zeiten der Kontinuität auf, sondern in Zeiten der Abwesenheit, in den Ferien, bei Unterbrechungen der Beobachtung und am Ende. Diese Momente können, insbesondere wenn sie nicht ausreichend im Voraus besprochen und durchdacht wurden, sowohl beim Säugling als auch bei der Bezugsperson und dem Beobachter starke Reaktionen hervorrufen. Wittenberg (1991) beschreibt in ihrem Kapitel »Trennung und Verlust«, wie selbst schon kurze Abwesenheiten für ein Baby oder für eine Mutter, die sich auf die Anwesenheit des Beobachters verlässt, um das sich entwickelnde Gefühlsleben der Familie zu verstehen, wie eine tiefgreifende Verlassenheit empfunden werden können. Die Trennung kann den emotionalen Rhythmus stören und unbewusste frühere Verlusterfahrungen wieder aktivieren. Die Mutter vergisst möglicherweise den nächsten Termin nach der Pause oder sagt ihn in letzter Minute ab, angeblich wegen Krankheit oder Verwirrung, drückt damit aber tatsächlich tiefere Gefühle von Verletztheit oder Enttäuschung aus.

Harris (1987) schreibt darüber, wie eine Mutter nach drei Wochen Urlaub nicht auf Anrufe reagierte und schließlich sagte: »Ich dachte, Sie hätten uns vielleicht vergessen.« Als die Beobachterin zurückkam, vermied das Baby Augenkontakt und ballte während der gesamten Beobachtung die Fäuste. Als ein sechs Monate altes Baby nach dreiwöchiger Pause beim Anblick des Beobachters in untröstliches Weinen ausbrach, konnte selbst die Mutter das Baby nicht beruhigen. In solchen Situationen brauchten der Seminarleiter und die Beobachtungsseminarteilnehmer einen emotionalen Raum, um ihre intensiven Schuldgefühle und Ängste zu beschreiben, die durch das Wecken der rohen emotionalen Zustände des Babys und der Mutter während der Abwesenheit des Beobachters ausgelöst wurden. Die Seminargruppe bietet eine *Gemeinschaft der Anteilnahme*, die dem Beobachter hilft, eine reflektierende Haltung zu entwickeln und intensive und schmerzhafte Emotionen sowohl beim Beobachter als auch beim Baby und der Familie zu tolerieren.

Beenden der Beobachtung und Verzicht auf »Handeln außerhalb der Rolle des Beobachters«

Wittenberg (1991) sagt, dass selbst wenn der Beobachter behutsam das Ende der Beobachtungen vorbereitet, das Beenden der Beobachtung bei den Eltern, dem Kind und dem Beobachter Erinnerungen an frühere Verluste wachruft. Ich kenne einige Beobachter, die ihre Gefühle über das Beenden der Beobachtung, in die sie mitfühlend involviert waren, durch somatische Beschwerden ausdrücken. Eine Mutter, die unbewusst die letzte Beobachtung verpasste, sagte: »Ich wusste nicht, wie ich mich verabschieden sollte. Es fühlte sich an, als wären Sie ein Teil von uns.« Dies verdeutlicht die Schwierigkeit der Mutter mit ihrer Trauer umzugehen und ihr unbewusstes Bedürfnis, den Schmerz der Trennung zu vermeiden.

Wenn Beobachter noch keine Analyse begonnen haben, empfehlen einige Ausbildungen, dass die Beobachter jede Woche ein Tagebuch über ihre emotionalen Erfahrungen während der Beobachtung schreiben, und andere, wie das International Psychoanalytic Institute (IPI), bieten eine affektive Lernerfahrung als Begleitung zu den Säuglingsbeobachtungsseminaren an (Scharff, 2005). Um eine *psychoanalytische Haltung* in den Säuglingsbeobachtungsseminaren zu fördern und den Schmerz der Beobachterinnen über die Reaktion des Kindes auf das Ende der Beziehung zu ihnen zu lindern, habe ich zwei Beobachterinnen dazu ermutigt, ihre Erfahrungen mit dem Säugling und ihre eigenen Erfahrungen im Zusammenhang mit dem Ende der Säuglingsbeobachtungen aufzuschreiben (vgl. Messer, 2020; Dwyer Hall & Magagna, 2019). Diese Beobachtungen zeigen, wie das Spiel des Säuglings symbolisch die Erfahrung des Gewinns und Verlusts einer wichtigen emotionalen Bindung zum Beobachter offenbart. Das Spiel des Kindes zeigt auch, wie wertvoll die Anwesenheit eines empathischen Beobachters sein kann. Hier ist eine Vignette aus der Beobachtung von Holly Dwyer Hall:

»In der letzten Beobachtung zeigte das Baby, das inzwischen ein Kleinkind war, eine ergreifende Spielsequenz, die der Beobachter als emotionale Verarbeitung des Endes wahrnahm. Das Kleinkind legte wiederholt eine kleine Spielzeugfigur in eine Schachtel, schloss den Deckel, öffnete ihn wieder und sah den Beobachter mit fragendem Blick an. Diese Sequenz wiederholte sich während der Sitzung öfter.

Zu einem Zeitpunkt legte das Kleinkind das Spielzeug in die Schachtel und schob sie über den Boden zu der Beobachterin, als würde es ihr etwas Verborgenes, Verstecktes oder etwas, das ihm weggenommen werden sollte, geben. Die Beobachterin war tief bewegt und empfand dieses Spiel als Metapher für ihren eigenen Abschied – die Schachtel enthielt die emotionalen Erfahrungen der Beziehung, die nun geschlossen und vergangen waren.

Später in der Beobachtung kroch das Kleinkind in einen kleinen Spieltunnel, verschwand aus dem Blickfeld und tauchte dann mit einem breiten Grinsen wieder auf, als würde es Trennungen und Wiedersehen proben. Die Beobachterin empfand dies als kraftvolle Kommunikation – das Kind drückte vielleicht symbolisch aus: ›Du gehst weg, aber vielleicht kommst du wieder zurück. Oder zumindest kann ich mit diesem Weggehen und Wiederkommen umgehen.‹« (Dwyer Hall & Magagna, 2019, S. 110).

Diese Momente im symbolischen Spiel boten der Beobachterin einen reichhaltigen, affektiven Einblick, wie das Kind den Verlust der regelmäßigen Anwesenheit der Beobachterin möglicherweise verinnerlichen und bewältigen könnte. Sie spiegelten auch die begleitende Arbeit der Beobachtung im Laufe der Zeit wider, in der das Kind komplexe, emotional bedeutsame Ereignisse wie Beenden, Trennungen und Verluste in einem fantasievollen Spiel symbolisieren konnte.

Verzicht auf das »Ausleben der Beobachterrolle«

Ich ermutige die Beobachter, *davon abzusehen*, ihre Rolle als Beobachter zu verlassen und eine dauerhafte Freundschaft zur Familie aufzubauen, weil sie in der Übertragung als Beobachter weiterhin eine wichtige Rolle als emotional begrenzende Präsenz spielen. Ich bin jedoch der Meinung, dass in manchen Situationen ein Besuch des Beobachters etwa drei Monate später, nur um dem Kleinkind zu zeigen, dass er noch lebt, aber nur äußerlich abwesend ist, die Introjektion des emotional abgestimmten Beobachters als Teil einer guten Erfahrung erleichtern kann. Andere Beobachter können der Familie einfach während der ersten Ferien nach Beendigung der Beobachtung einen Urlaubsgruß schicken. Die beste Möglichkeit, die *psychoanalytische Haltung* des Beobachters als Beobachter zu wahren, besteht vielleicht darin, einen Beobachtungsbericht über die sich entwickelnde Persönlichkeit des Kindes im Kontext der familiären Beziehungen zu verfassen.

Verzicht auf den *Verzicht*

Wenn die Mutter den Beobachter nicht ausdrücklich um Hilfe gebeten hat, weil sie ihr Baby nicht schützen kann, ist die Situation komplexer. Ich bin mir bewusst, dass Säuglingsbeobachter in der Vergangenheit von Fachleuten dafür kritisiert wurden, dass sie nicht eingriffen, wenn die Entwicklung des Babys durch eine pathologische Familiendynamik, die nicht begrenzend, nicht schützend oder vernachlässigend war, stark beeinträchtigt wurde. In solchen Situationen besteht in der Tat eine *ethische Verpflichtung*, das *Wohl des Kindes* zu schützen. In Anerkennung dieser Tatsache sieht das aktuelle Tavistock-Modell der Säuglingsbeobachtung, das seit mindestens 20 Jahren besteht, vor, von der ursprünglichen Beobachtungsmethode abzusehen, die lediglich darin bestand, zu beobachten und dabei die emotionalen Erfahrungen des Babys und der Familienmitglieder *mitfühlend zu verstehen*.

Ich werde nun drei Beispiele für verschiedene Situationen nennen, in denen es mir ethisch nicht angemessen erscheint, in der traditionellen Rolle des Beobachters zu bleiben und (über die Rolle eines psychoanalytisch informierten Beobachters hinaus) nicht einzugreifen.

Erstes Beispiel: Schwerwiegende Schwierigkeiten beim Füttern

In »Feeding difficulties in infancy« (Fütterungsschwierigkeiten im Säuglingsalter) beobachtete Mariangela Mendes (2004), wie zwei Babys erbrachen, extremes Futterverweigern zeigten, spuckten und Schwierigkeiten beim Schlucken und bei der Aufnahme fester Nahrung hatten. Sie hatte den Eindruck, dass diese Schwierigkeiten sowohl bei der Mutter als auch beim Baby mit Schwierigkeiten bei der mentalen Verarbeitung emotionaler Erfahrungen zusammenhingen. Sie wechselte von der gewöhnlichen Beobachtung zur »therapeutisch-teilnehmenden Beobachtung«[2], ein Begriff, der eine modifizierte Beobachtungshaltung beschreibt, bei der der Therapeut subtil eingreifen kann, dabei aber eine reflektierte, nicht aufdringliche Haltung beibehält. Mendes schlägt vor, dass in Säuglingsbeobachtungsseminaren sorgfältig abgewogen werden sollte, wann Abstinenz das Setting schützen kann – und wann sie zu einer Wiederholung genau der Fehlformen führen kann, die zu der extremen Notlage des Babys geführt haben.

Durch die Hervorhebung von vier wichtigen Punkten scheint Mendes darauf hinzuweisen, dass es nur dann ethisch vertretbar ist, *von der Abstinenz*, die eine »traditionelle Tavistock-Modell-Beobachterrolle« charakterisiert, abzusehen, wenn es nach sorgfältiger Abwägung das *Wohls des Babys* gefordert ist, zu einer *therapeutisch- teilnehmenden Beobachtung (supervised participant observation)* überzugehen.

Erstens sagte sie, wenn ein Säugling den Kontakt zur Welt aufgegeben hat, bestehe bei stiller Beobachtung die Gefahr, dass man sich dem Rückzug des Babys anschließt; es sollte überlegt werden, ob eine Intervention der Teilnehmer und eine Rücksprache mit dem Seminarleiter erforderlich sind, um zu überlegen, was sonst noch notwendig sei. *Zweitens* wies sie darauf hin, dass extreme Versäumnisse bei der Betreuung durch schwer depressive, ängstliche oder vernachlässigende Eltern, die dazu führen, dass ein Säugling nicht gefüttert wird, bedeuten, dass ein Beobachter, der nur beobachtet, Gefahr läuft, das Gefühl des Babys zu verstärken, nicht gesehen zu werden oder keine Aufmerksamkeit zu verdienen. Daher hielt sie es für wichtig, einzugreifen. *Drittens* weist Mendes darauf hin, dass wir angesichts der Not des Säuglings, der sich von der stillenden Mutter abwendet, nicht stille Beobachter bleiben sollten, weil dies eine Form der emotionalen Vernachlässigung des notleidenden, nicht gestillten Säuglings darstellt. Daher erlaubte die Beobachterin sich, sanft zu sprechen, Augen-

2 Anm. d. Ü.: Die Autorin Jeanne Magagna verwendet den Begriff »participant observation«, was im Deutschen als »teilnehmende Beobachtung« missverständlich ist. Der Begriff der »teilnehmenden Beobachtung« wird im Deutschen als *Methode der Feldforschung in den Sozialwissenschaften* verstanden, bei denen Anthropologen wie Malinowski bei den zu untersuchenden Stämmen lebten. Michael Rustin verwendet in seinem Bericht über die Infant Observation Tagung 2024 in Wien zur Charakterisierung dieser Art der teilnehmenden Beobachtung »therapeutic observation«. Um die im Artikel beschriebene Form der in Frankreich praktizierten Form der »therapeutischen Beobachtung« vom Tavistock-Modell zu unterscheiden, verwenden wir den Ausdruck »therapeutisch-teilnehmende Beobachtung«.

kontakt herzustellen oder sich emotional auf den Säugling einzustimmen und wurde so zu einer *reagierenden Teilnehmerin,* ohne im traditionellen psychotherapeutischen Sinne direktiv oder interpretierend zu werden. *Viertens* stellte Mendes fest, dass ein teilnehmender Beobachter eine besser abgestimmte Form der Präsenz vorleben kann, wenn Eltern nicht in der Lage sind, die emotionalen Zustände ihres Kindes zu erkennen oder darauf zu reagieren. Indem sie emotionale Anerkennung oder Resonanz auf die Erfahrungen des Babys zeigte, hoffte sie, den *Eltern dabei zu helfen*, eine sensiblere Haltung in der Betreuung zu verinnerlichen.

Mendes schlug vor, dass der teilnehmende Beobachter eine *dritte Figur* im emotionalen Dreieck zwischen Säugling und Eltern sein kann. Ich glaube, dass das traditionelle Modell des Säuglingsbeobachters auch eine emotionale Empfänglichkeit bieten kann, die Raum zum Nachdenken ermöglicht, wo zuvor keiner vorhanden war. Ein *therapeutisch-teilnehmender Beobachter* hat jedoch mehr Möglichkeiten, Probleme wie Blockaden, unbewältigte Trauer, Ängste oder Kommunikationsstörungen zu mildern. Der *therapeutisch-teilnehmende Beobachter* wird zu einer Art Übergangsobjekt, das dem Baby hilft, sich von chaotischen inneren Erfahrungen in Richtung auf eine beginnende Integration zu bewegen. Mendes präsentiert eine überzeugende Reflexion über die ethischen Grenzen der Beobachtungsabstinenz, wenn es darum geht, in Situationen emotionaler Zusammenbrüche von Säuglingen, extremer elterlicher Nichtverfügbarkeit oder elterlicher Projektionen schmerzhafter Gemütszustände einzugreifen. Ich teile Mendes' Ansicht, dass es für Säuglingsbeobachtungsgruppen von entscheidender Bedeutung ist, sorgfältig abzuwägen, wann *Abstinenz* hilfreich sein kann, um die Grenzen der Beobachterrolle zu schützen, und wann sie zu einer Wiederholung genau der Fehler in der Einstimmung werden kann, die zu *der Notlage des Säuglings geführt haben, wodurch sich der Säugling doppelt der Fürsorge unwürdig fühlt.*

Zweites Beispiel: Beobachtungen eines verzweifelten Säuglings, dessen traumatisierte Eltern nicht in der Lage waren, die Last seines emotionalen Schmerzes zu tragen

Wir dürfen die Schwierigkeiten nicht unterschätzen, die entstehen, wenn ein Beobachter Kontakt zu einer Familie aufgenommen hat, um »einfach nur die Entwicklung des Babys im familiären Kontext zu beobachten«.

Wenn eine Reihe von Interaktionen zwischen Baby und Eltern im Laufe einiger Beobachtungen der Gruppe klar macht, dass sich das Baby nicht normal entwickelt und die Eltern nicht sorgfältig auf die emotionalen Erfahrungen des Babys eingehen und darauf reagieren, braucht es Zeit, um herauszufinden, wie der Übergang zu »therapeutisch-teilnehmenden Beobachtungen« gestaltet werden kann, und vielleicht auch, wann den Eltern vorzuschlagen wäre, einen geeigneten Fachmann zu konsultieren. Hier ist ein Beispiel für diese komplexe Schwierigkeit des Übergangs in die Rolle eines therapeutisch-teilnehmenden Beobachters.

> Als der fünf Wochen alte John in einen vibrierenden Schaukelstuhl gesetzt wird, weint er und wedelt wild mit den Armen in der Luft, dann beginnt er aufgrund seiner verstopften Nase zu schnauben, und seine Mutter ahmt ihn nach, indem sie ebenfalls schnaubt und sagt: »Er klingt wie ein kleines Schweinchen!« Dann beginnt sie, ihn spöttisch auszulachen. Anschließend schiebt die Mutter ihr Baby ein Stück von sich weg und beugt sich vor, um zu sehen, ob seine Windel nass ist. Sie ist trocken.
>
> Als Baby John zwei Monate alt ist, beginnt die Mutter, ihn weinen zu lassen, bis er einschläft, und ihn zu trösten, wenn er nachts aufwacht und weint. Einmal weint er so lange, dass er zu würgen beginnt und nach Luft schnappt. Er ballt die Fäuste und versucht, sich aus dem Bett hochzuziehen. Er versucht, aus dieser schrecklichen Lage herauszukommen, in der er hilflos im Bett liegt, ohne dass seine Mutter auf ihn reagiert.
>
> Mit drei Monaten beobachtet John nur noch flüchtig, wie seine Mutter an ihm vorbei in die Küche geht. Seine Arme sind nicht mehr in die Luft gereckt, um mit winkenden, aufgeregten und unruhigen »Heb-mich-hoch-Bewegungen« Aufmerksamkeit zu erregen, wie es in den ersten Wochen noch der Fall war.
>
> Mit fünf Monaten vermeidet John den Blick seiner Mutter, weint häufig bitterlich und ist weniger bereit, das Essen anzunehmen, das sie ihm gibt.
>
> Mit sieben Monaten zeigt die Mutter ein Bild von John mit schmutzigem Gesicht, der Gras isst. Sie sagte, er habe Gras gegessen und dann einen harten Weizenhalm, und ich dachte: »Na ja, das ist schon in Ordnung, aber bevor ich mich versah, hatte er ein großes Stück Gras mit Erde im Mund. Das war ziemlich lustig! Er war so

> süß! Ich habe ein Foto davon gemacht.« Zu dieser Zeit hörte John auch auf zu weinen und hielt stattdessen an harten Gegenständen wie Schlüsseln fest und schien sich manchmal zu distanzieren. Er hatte auch Asthma und häufige Erkältungen. Die Mutter sagte dem Beobachter, dass John ihr beim Stillen häufig in die Brust zu beißen scheint und wenn sie »Aua« sagt, lacht er.
>
> Mit zehn Monaten läuft John frühreif ohne Stütze und trägt ein hartes Stück Plastik als eine Art Sicherheitsgegenstand mit sich herum. Er vermeidet häufig den Blick seiner Mutter, wenn sie ihn begrüßt, und er vermeidet es, die Beobachterin zu begrüßen und sich von ihr zu verabschieden.
>
> Als die Mutter zum zweiten Mal schwanger wird, beschließen wir, dass die Beobachterin allmählich in eine therapeutisch-teilnehmende Beobachtung übergehen soll, und sie tut dies, indem sie mit John über seine Erfahrungen spricht. Als die Mutter weggeht, bleibt John bei der Beobachterin und weint. Sie sagt: »Mama kommt wieder.« Als die Mutter zurückkommt, sagt die Beobachterin zu ihr: »John hat geweint, weil er dich vermisst hat.« Die Mutter antwortet: »Er vermisst mich fast nie. Ich gehe weg und er spielt einfach weiter.«

Die Mutter konnte einige wichtige Veränderungen in Bezug auf John und definitiv auch in Bezug auf ihr zweites Baby, Jess, vornehmen. Es wurde jedoch deutlich, dass nicht nur eine *therapeutisch-teilnehmende Beobachtung* hätte stattfinden sollen, sondern dass wir *aus ethischen Gründen und im besten Interesse von John* viel früher hätten vorschlagen sollen, dass die Eltern jemanden konsultieren sollten, der ihnen mit John helfen könnte. Dies geschah erst, als John zwei Jahre alt war, und die Mutter der Beobachterin ihre Besorgnis mitteilte. In der Folge wurde John untersucht und als autistisch diagnostiziert, woraufhin er psychotherapeutische Hilfe erhielt (Magagna, 2012, S. 57–76).

Drittes Beispiel: Beobachtungen eines Babys, das wiederholt ungeschützt dem aufdringlichen und aggressiven Verhalten seines älteren Geschwisterchens ausgesetzt war

Wir machten uns zunehmend bei den *ethischen Überlegungen* Sorgen, was ein Handeln im *»besten Interesse des Kindes«* erfordert, als eine

Reihe von beobachteten Säuglingen später im Leben Probleme entwickelten und zur Psychotherapie überwiesen wurden. Hier ist ein weiteres Beispiel:

> Von Geburt an wurde beobachtet, dass ein Mädchen wiederholt unter erheblichen emotionalen Belastungen litt, die darauf zurückzuführen waren, dass seine Mutter es nicht vor dem zudringlichen und aggressiven Verhalten seines älteren Bruders schützen konnte. Er schrie sie oft laut und wütend an, wenn er in ihrer Nähe war, stieß sie zu Boden, nahm ihr den größten Teil des Platzes auf dem Schoß ihrer Mutter weg oder schubste sie aus »seinem Stuhl«. Das kleine Mädchen befand sich in einem chronischen Zustand der Übererregung, in dem sie ihren Körper versteifte und ihre Augen weit aufriss, wenn ihr Bruder sich ihr näherte.

Der Mangel an der mütterlichen Fürsorge und Reaktionsfähigkeit gegenüber diesem Baby barg die Gefahr, dass es das Gefühl entwickelte, keine Aufmerksamkeit, keinen Schutz und kein Verständnis zu verdienen. Dies hat vermutlich tiefgreifende Auswirkungen auf die Entwicklung ihres Selbstwertgefühls. Sie könnte sich unerwünscht, aufdringlich oder nicht liebenswert fühlen und selbst lieblos werden.

Ohne die emotional schützende mütterliche Funktion ihrer Mutter entwickelte das Mädchen im Laufe der Zeit selektive Sprachlosigkeit und wurde zur Psychotherapie überwiesen. Rückblickend wäre es eindeutig entscheidend gewesen, den Mut aufgebracht zu haben, diese Beobachtung mit Zustimmung der Eltern in eine »therapeutisch-teilnehmende Beobachtung« umzuwandeln. Vielleicht wäre der Vorschlag, einen Eltern-Kind-Psychotherapeuten aufzusuchen, ethisch korrekter gewesen. Im Nachhinein bin ich der Meinung, dass ich und die Gruppe den Beobachter dazu hätten ermutigen sollen, als Beobachter »auf Abstinenz zu verzichten«.

Alle drei Beispiele dienen dazu, meine Auffassung zu untermauern, dass wir bei schwerwiegenden pathologischen Interaktionen innerhalb der Familie ernsthaft über die *ethische Notwendigkeit* nachdenken müssen, dass der Beobachter *auf die Abstinenz von der traditionellen Beobachterrolle* verzichtet und Möglichkeiten in Betracht zieht, die Eltern in geeigneter Weise in die Arbeit des Beobachters und/oder anderer Fachleute einzubeziehen.

Ein Modell für den Verzicht auf Abstinenz: therapeutisch-teilnehmende Beobachtung

Didier Houzel, ein französischer Psychoanalytiker, bezog Psychiatrie- und Psychologiestudenten in *therapeutische Beobachtungen* ein, auf denen *teilnehmende Beobachtungen* basieren. Die therapeutischen Beobachtungen fanden ein- bis zweimal pro Woche mit einer großen Anzahl von Familien (über 70 bis 1.999) statt, in denen das Baby Schlafstörungen, Ernährungsprobleme, frühkindlichen Autismus und frühkindliche Psychosen hatte. Dies bedeutete, dass eine frühzeitige Intervention so schnell wie möglich erfolgen sollte. Die häuslichen *therapeutischen Beobachtungen* beginnen dann mit einem ersten Treffen mit einem Psychoanalytiker, der meint, dass zwischen Mutter und Kind unter drei Jahren offensichtlich dysfunktionale Interaktionen stattfinden. Houzel ist der Ansicht, dass die nicht-wertende und die nicht-interpretierende Haltung des Beobachters den Familienmitgliedern das Gefühl vermittelt, dass ihre Kommunikationsart akzeptiert wird. Außerdem ermöglicht die Seminargruppe dem Beobachter, die Kommunikation der Familie zu tolerieren, bis sich eine Bedeutung herauskristallisiert.

Das Ziel der *therapeutischen Beobachtungen* ist es, die sich entwickelnde Beziehung zwischen Mutter und Kind zu unterstützen und die Erziehungsfähigkeit der Mutter zu stärken, damit sie auf die Bedürfnisse ihres kleinen Kindes eingehen und es so lange wie möglich versorgen kann. Die Aufnahme der Projektionen der Mutter über ihr tiefstes Leiden durch den Beobachter und die Verbalisierung der Momente, in denen das Baby die aufnahmebereiten Reaktionen der Mutter wahrnimmt, unterstützen den echten Kontakt zwischen Mutter und Kind.

Houzel (2010, S. 15) berichtet, dass die Mutter auf die Frage nach dem Wert der therapeutischen Beobachtungsbesuche antwortete: »Ja, ich bin froh, dass Sie hier sind, um mir zuzuhören, das hilft mir.« Bei Bedarf beginnt im Alter von etwa zwei Jahren eine individuelle Psychotherapie mit dem Autismus gefährdeten Kind. Die Wirksamkeit der *therapeutisch-teilnehmenden Beobachtungen* zeigt sich nicht nur im Verschwinden der Symptome, sondern auch in der zunehmenden Fähigkeit der Eltern, auf die psychische Entwicklung ihres Kindes einzugehen, mit ihm zu kommunizieren und angemessen auf seine Bedürfnisse zu reagieren. Parallel zu diesen *therapeutisch-teilnehmenden Beobachtungen* zu Hause müssen die Eltern regelmäßig, in der Regel einmal im Monat, einen Psychoanalytiker aufsuchen. Ziel dieser Treffen ist es, die Entwicklung des Kindes zu verfolgen, den Eltern so weit wie möglich zu helfen, ihr Denken zu erweitern, und auf Fragen der Eltern einzugehen, beispielsweise zur Behandlung des Kindes. Bei der Ausbildung von Studierenden in der Methode der Säuglingsbeobachtung legt Houzel großen Wert darauf, »die Sensibilität« voll zu entwickeln. Er sieht darin einen der großen Werte der Säuglingsbeobachtung für Psychotherapeuten und andere Fachleute.

Houzel (2010, S. 3) listet folgende Aspekte der ein- oder zweimal wöchentlichen *teilnehmenden Beobachtungen* auf:

- Aufnahme (Containment) der elterlichen Not.
- Stärkung der elterlichen Kompetenz.
- In-Kontakt-Bleiben mit dem erwachsenen Selbst, um die kindlichen Mitteilungen des Selbst, des Babys und der Familienmitglieder zu verarbeiten.
- Den Eltern ein Modell für die Beobachtungsfunktion bieten.
- »Unbewusste Aufmerksamkeit« auf die kindlichen Zustände richten, indem man durch Tagträume unbewusste Kommunikation reflektiert … sowohl beim Kind als auch beim Beobachter.

Abschließende Gedanken

Ich habe eine Möglichkeit aufgezeigt, wie man eine *psychoanalytische Haltung* als »Dirigent« des Säuglingsbeobachtungsseminars gestalten kann. Der Leiter gibt den Ton für Respekt, Ehrlichkeit und Offenheit vor. Kritik wird durch Neugier ersetzt, und emotionale Äußerungen wird mit Nachdenklichkeit begegnet. Die Seminargruppe ermöglicht es den Beobachtern, sich verletzlich zu zeigen, um gemeinsam Bedeutungen zu entdecken. Der Leiter hält den Rhythmus und den Ton der Gruppe aufrecht – er verlangsamt das Tempo, wenn es nötig ist, macht Pausen, nimmt das Unausgesprochene wahr und fordert leise, schweigsame Teilnehmer auf, sich zu äußern. Diese Orchestrierung ist subtil, aber wirkungsvoll, und es ermöglicht der Gruppe, als Denkraum zu fungieren. Der Leiter schafft auch einen Raum, in dem Beobachtung und Emotionen miteinander verschmelzen, in dem Stille respektiert wird, in dem Unsicherheit toleriert wird und in dem emotionale Wahrheit allmählich Gestalt annehmen kann. In dieser Rolle wird der Leiter zu einem Dirigenten – nicht von Musik, sondern von einem emotionalen Verständnis. Viele Teilnehmer von Säuglingsbeobachtungsseminaren verlassen die Seminare mit dem Gefühl, durch die Erfahrung verändert worden zu sein und eine psychoanalytische Sichtweise auf die Welt gewonnen zu haben.

Literatur

Adamo, S. & Rustin, M. (2016). *Young Child Observation: A Development in the Tavistock Model*. London: Karnac Books.

Adamo, S.M.G. & Rustin, M. (Hrsg.). (2014). *Young Child Observation: A Development in the Theory and Method of Infant Observation*. London: Karnac Books.

Alvarez, A. (2006). Some questions concerning states of fragmentation: unintegration, under-integration, disintegration, and the nature of early integrations. *Journal of Child Psychotherapy, 32*(2), 158–180.

Bick, E. (1964). Notes on Infant Observation in Psycho-Analytic Training. *International Journal of Psychoanalysis, 45*, 558–566.

Bion, W.R. (1962). *Learning from Experience*. London: Heinemann.

Bion, W.R. (1967). *Second Thoughts: Selected Papers on Psychoanalysis*. London: Heinemann.

Bion, W.R. (1970). *Attention and Interpretation*. London: Tavistock.

Bion, W.R. (1971). *Erfahrungen in Gruppen und andere Schriften*. Stuttgart: Klett-Cotta.

Bowlby, J. (1969). *Attachment and Loss, Vol. 1: Attachment*. London: Hogarth Press.

Briggs, A. (Hrsg.). (1992). *Closely Observed Infants*. London: Duckworth.

Briggs, S. (1995). Fathers and infants: observations of contemporary roles *Tavistock Clinic Paper Nr. 158*.

Cooper, H., Bakalar, N., Levy, J., Magagna, J., Norman, C. & Shank, C. (Hrsg.). (2005). *Intimate Transformations: Babies with Their Families*. London: Karnac Books.

Dwyer Hall, H. & Magagna, J. (2019). Separating from mother and saying goodbye to the infant observer. *Infant Observation: International Journal of Infant Observation and Its Applications, 22*(2–3), 105–119.

Fonagy, P. & Target, M. (1997). Attachment and reflective function: Their role in self-organization. *Development and Psychopathology, 9*(4), 679–700.

Harris, M. (1987). *Thinking about Infants and Young Children: Papers and Discussions for Infant Observation and Child Development*. London: Tavistock Clinic.

Harris, M. (1989). The Tavistock Model: Papers on Observing Infants at Home. In L. Miller, M. Rustin, M. Rustin & J. Shuttleworth (Hrsg.), *Closely Observed Infants* (S. 25–33). London: Duckworth.

Hopkins, J. (2014). The dangers and deprivations of too-good mothering. In F. Salo-Thompson (Hrsg.), *Infant Observation. Creating Transformative Relations* (S. 85–97). London: Routledge.

Houzel, D. (1995). Precipitation Anxiety. *Journal of Child Psychotherapy, 21*(1), 65–67.

Houzel, D. (1999). A therapeutic application of infant observation to child psychiatry. *International Journal of Infant Observation, 2*(3) 42–53.

Houzel, D. (2001). The Receptive Mind. *International Journal of Infant Observation, 4*(1), 5–20.

Houzel, D. (2010). Säuglingsbeobachtung und der rezeptive Geist. *International Journal of Infant of Infant Observation, 14*(2) 163–177.

Keats, J. (2022 [1817]). Letters to George and Tom Keats, Dezember 1817. In *The Collected Poems of John Keats*. London: Independently published.

Kraemer, S. (1991). The Origins of Fatherhood: An Ancient Family Process. *Infant Mental Health Journal, 12*(3), 243–249.

Lamb, M.E. & Lewis, C. (2013). Father-Child Relationships. in M.E. Lamb (Hrsg.), *The Role of the Father in Child Development* (5. Aufl., S. 119–153). Hoboken, NJ: Wiley.

Magagna, J. (1997). The Nanny-Mother Relationship. In S. Reid (Hrsg.), *Developments in Infant Observation: The Tavistock Model* (S. 30–48). London: Routledge.

Magagna, J. (2004) Teaching infant observation: developing a language of understanding. In J. Magagna, N. Bakalar, H. Cooper, J. Levy, C. Norman & C. Shank (Hrsg.), *Intimate Transformations: Babies with their Families* (S. 177–199). London: Karnac.

Magagna, J. (Hrsg.). (2012). *The Silent Child: Communication without Words*. London: Karnac.

Magagna, J. (2014). The couple's cradle for the inner child. In J. Magagna & P. Pasquini (Hrsg.), *Being Present for Your Nursery Age Child* (S. 215–235). London: Karnac.

Magagna, J. (2022). *A Psychotherapeutic Understanding of Children and Young People with Eating Disorders*. London: Phoenix Publishing House.

Mendes, M. (2004). Feeding difficulties in infancy. In G. Williams, P. Williams, K. Ravenscroft & J. Desmarais (Hrsg.), The Generosity of Acceptance: Exploring Eating Disorders in Adolescents Vol. 2 (S. 21–43). London: Karnac.

Miller, L., Rustin, M., Rustin, M. & Shuttleworth, J. (Hrsg.). (1989). *Closely Observed Infants*. London: Duckworth.

Morgan, M. (2019). A Couple State of Mind: Psychoanalysis of the Couple Relationship. Abingdon: Routledge.

Moskowitz, M. (2010). Symbol formation, reality and the work of culture. In R.C. Lane, L.B. Frankel & A.M. Gedo (Hrsg.), *Current Psychoanalysis and Psychotherapy* (S. 119–134). Lanham, MD: Jason Aronson.

Moskowitz, S. (2014). Representations of mother in the daughter of a single, gay father. In F. Salo-Thompson (Hrsg.), Infant Observation: Creating Transformative Relationships (S. 251–265). London: Karnac.

Music, G. (2010). Struggling with cultural prejudice while observing babies. Socio-centric and egocentric positions. *International Journal of Infant Observation and Its Applications, 13*, 189–208.

Rustin, M. (2009). Observation and its application to work with children. In J. Reid, H. Briggs & S. Hargreaves (Hrsg.), *Creating New Learning Communities: Infant Observation and psychoanalytic psychotherapy*. (S. 17–32). London: Karnac.

Rustin, M. (2024). Final remarks on the psychoanalytic observation of children: origins and recent developments, training, and research, its significance for psychotherapy, and other fields of psychosocial work. Vienna April 19–21st, 2024, *Infant Observation, 27*(1), 70–77.

Scharff, D. (2005). *Intimate Transformations*. London: Routledge.

Stern, D.N. (1995). *The Motherhood Constellation: A Unified View of Parent-Infant Psychotherapy*. New York: Basic Books. Dt.: *Die Mutterkonstellation: Eine vergleichende Darstellung verschiedener Formen der Mutter-Kind-Psychotherapie*. Stuttgart: Klett-Cotta, 1998.

Sternberg, J. (2005). *Infant Observation at the Heart of Training*. London: Karnac.
Wittenberg, I. (1991). *Emotional Factors in Learning and Teaching*. London: Tavistock/Routledge. Dt.: *Psychoanalytisches Verstehen von Beziehungen. Ein kleinianischer Ansatz*. Wien: Facultas, 2002.
Wittenberg, I. (1999). *Beginnings and Endings*. London: Duckworth. Dt.: *Beginnen und Beenden im Lebenszyklus*. Stuttgart: Kohlhammer, 2019.
Zinner, J. & Shapiro, R. (1972). Projective identification in it as a motive perception and behaviour in families of adolescence. *International Journal of Psychoanalysis, 53*, 523–530.

The Orchestration of Abstinence and also a Compassionately Comprehending Infant Observation Group

Summary: This article describes the way of orchestrating a psychoanalytic stance as the conductor of the infant observation itself. The leader becomes a conductor facilitating a psychological space in which observation and emotion are blended, where uncertainty is tolerated and where emotional truth can gradually take shape. The containing function of the seminar group allows observers to risk vulnerability to discover meaning collaboratively rather than rushing prematurely to knowing the meaning of an observational sequence. Facilitating the presence of the voices of all the observers and enabling them to use their countertransference enables them to identify with the emotional experience of the baby, the family members and the observer.

Keywords: psychoanalytic stance, receptivity, abstinence, identificatory processes, premature interpretations

Biografische Notiz

Jeanne Magagna, Ph. D., wurde an der Tavistock Clinic als Kinder-, Erwachsenen- und Familienpsychotherapeutin ausgebildet, wo sie viele Jahre lang unterrichtete und noch immer im Rahmen des Tavistock M. A.-Beobachtungskurses am Centro Studi Martha Harris in Florenz, Italien, lehrt. Sie war 24 Jahre lang Leiterin der Psychotherapieabteilung am Great Ormond Street Hospital for Children. Sie schreibt und lehrt international. Zu den von ihr mit herausgegebenen Büchern in verschiedenen Sprachen gehören u. a. *Intimate Transformations: Babies with their Families* (2004), *The Silent Child: Communication without Words* (2012, 2026 in deutscher Sprache geplant) und *A Psychotherapeutic Understanding of Eating Disorders* (2022, auch als Hörbuch erhältlich).

Wie die abstinente Haltung in der teilnehmenden Säuglingsbeobachtung hilft, frühe Geschwisterbeziehungen zu verstehen[1]

Agathe Israel

Jahrbuch für teilnehmende Säuglings- und Kleinkindbeobachtung 2025, 79–118
https://doi.org/10.30820/9783837933901-79
https://www.psychosozial-verlag.de/jtskb

Zusammenfassung: Mit der teilnehmenden Säuglingsbeobachtung, bei der der Beobachter passiv bleibt, lassen sich Einblicke in Gefühle und Beziehungsdynamiken gewinnen, insbesondere zwischen jungen Geschwistern, die in herkömmlichen Begegnungen zwischen Erwachsenen und Kindern verborgen bleiben. Die Gefühle, die ein junges Geschwisterkind gegenüber dem Säugling hat, werden davon geprägt, wie zugänglich die Eltern dem Geschwisterkind in der Eltern-Kind-Beziehung sind. Die Beziehung des Elternpaares, ihre biografischen Erfahrungen und Fantasien über das jeweilige Kind sind weitere Einflussfaktoren. Die Beziehung zu den Eltern, insbesondere zur Mutter, unterscheidet sich deutlich von der zu Geschwistern, da das Baby sie von Anfang an eindeutig als andere, autonome Personen wahrnimmt. Beobachtungsbeispiele zeigen, dass die Kommunikation zwischen Babys und kleinen Geschwistern intensiv, eindeutig, authentisch und direkt ist. Je jünger das Geschwisterkind, desto authentischer die Verbindung. Geschwister können auf sehr unterschiedliche Weise voneinander profitieren. Durch Nachahmung, Inspiration, Identifikation und Empathie können sie voneinander lernen und sich in Freundschaft, Feindschaft und Ambivalenz gegenseitig anspornen. Sie sind auch nützlich, um starke Emotionen wie Neid, Eifersucht, Liebe und Dankbarkeit zu erleben. Das jüngere Geschwisterkind kann zur intrusiven Identifikation genutzt werden, um eine

---

1 In diesem Text nutze ich als Material Sequenzen aus Protokollen meiner Säuglingsbeobachtung sowie aus Protokollen von AusbildungsteilnehmerInnen während ihrer zweijährigen Säuglingsbeobachtung im Institut für analytische Kinder- und Jugendlichen-Psychotherapie – Esther Bick Berlin. Ich danke den KollegInnen, dass ich ihr Material nutzen durfte.

Verschmelzung mit dem inneren Mutterobjekt zu erreichen. Aus dieser Perspektive würde die plötzliche Veränderung des Verhaltens des älteren Geschwisterkindes gegenüber dem jüngeren Geschwisterkind, von Zärtlichkeit über Erregung bis hin zu gewalttätigem Verhalten und erfolglosen Interventionen durch Erwachsene, einen Sinn ergeben.

Schlüsselwörter: teilnehmende Säuglingsbeobachtung, frühe Geschwisterbeziehung, frühe Lernmodalitäten, intrusive Identifikation, Verschmelzungsfantasie

Diese kleine Untersuchung befasst sich mit frühen Beziehungen des Babys zu seinen Geschwistern und ebendieser Geschwister zum Baby. Ich befasse mich besonders mit inneren Zuständen und Vorgängen, die mit und durch die Geschwisterbeziehung ausgelöst oder geprägt werden. Obwohl wir uns im späteren Lebensalter nicht mehr an die allerersten Geschwisterbeziehungen erinnern können, sondern sie szenisch erst ab dem Alter auftauchen, in dem wir bereits in Begriffen denken und die Sprache benutzen können, um uns mitzuteilen, bestanden sie von Anfang an und wirken lebenslang. Meist unterliegen sie mit zunehmendem Alter wesentlichen Wandlungen.

Der Schwerpunkt liegt auf Babys, deren Geschwister nicht älter als drei Jahre sind und noch der Unterstützung durch Mutter/Vater und der körperlichen Verbindung mit ihr/ihm bedurften. Es liegt noch nicht lange zurück, dass sie mit Schmerzen das privilegierte Leben als Säugling loslassen mussten. Nun macht das nachgeborene Geschwister es nötig, einen neuen Kampf mit der Realität auszufechten. Es werden aber auch Beispiele mit älteren Geschwistern auftauchen, deren Identität durch die Ankunft eines Nachfolgers erschüttert wird.

Der/die BeobachterIn

Position, abstinentes Verhalten, innere abstinente Haltung, Umgang mit Projektionen und Nichtwissen

Nicht selten beobachten wir in Familien mit mehreren Kindern. Sie können uns interessante Erkenntnisse über Geschwisterbeziehungen liefern. Der/

die BeobachterIn hat die Chance auf das Baby, die Beziehungen zwischen Mutter *und* Kind, auf das gesamte Familiensystem, die verschiedenen Paarkonstellationen und die einzelnen AkteurInnen zu schauen. Der/die BeobachterIn ist ZeitzeugIn für die große Umbruchsituation, die eine Geburt darstellt, dieses biografische Moment in der Geschichte der Mutter, des Paares, der Familie, in dem alles drunter und drüber geht. Weil er/sie sich abstinent verhält, befreit von allen Erziehungs- und Regulierungsaufgaben, nicht eingreift, wie es Erwachsene gern tun, erhält er/sie Einblicke in Geschwisterbeziehungen, die gewöhnlich im Verborgenen bleiben.

Mit dem abstinenten Verhalten geht einher, dass die Familien und/oder ihre einzelnen Mitglieder in die BeobachterInnen das projizieren, was sie selbst nicht ertragen oder was sie brauchen. Projektionen können BeobachterInnen aber auch zu ExpertInnen für *dieses Kind*, zur Mutterfigur oder zu Großmutter/Großvater oder zum (rivalisierenden) Geschwister machen. Da sich die verabredete Anwesenheit in der Familie auf die Beobachtung des Babys begründet, können BeobachterInnen auch das neue Familienmitglied, das Baby, »repräsentieren«, mit all seinen Bedürfnissen nach Versorgung, die erfüllt werden müssen.

Wir BeobachterInnen können uns den Projektionen nicht entziehen, aber wir können uns darin üben, sie zu verstehen und möglichst zu vermeiden, sie mit Agieren zu bedienen. Wenn von den *Eltern persönliche Fragen* an den/die BeobachterIn gestellt werden, gilt es eine Balance zu halten zwischen der analytischen Abstinenz und einer freundschaftlichen Auskunft. Wenn *Geschwisterkinder uns zum/zur SpielpartnerIn* machen wollen, körperlich attackieren oder provozieren, dann müssen wir ebenfalls freundlich absagen oder ihr Begehren verbalisieren oder im wahrsten Sinne des Wortes etwas halten, wie das Spielzeug in unseren Händen. Dabei hilft ein fester Platz, eine Sitzgelegenheit, die sich nicht direkt im Spielfeld der Geschwister, unmittelbar neben Mutter/Vater oder auf dem Fußboden (der Kinderebene) befindet.

> »Nina (Siggis 2½-jährige Schwester) springt mir wieder auf den Schoß, ruckelt hin und her. Nach einer Weile lasse ich sie wieder nach unten rutschen und sie läuft in den Raum hinein.«

> »Klara hält mir still eine kleine Puppe entgegen und schaut mich fragend an. Ich sah gerade zu ihrer Schwester, die gestillt wurde. Ich warte ein wenig und lege dann meine geöffneten Hände auf die Knie.

> Sie legt die Puppe hinein, nickt, dreht im Zimmer eine Runde und nimmt die kleine Puppe wieder an sich.«

> »Fina (4 Jahre) wedelt wild vor meinem Gesicht und ruft: ›Deine Augen sollen nichts sehen‹.«

Das äußere abstinente Verhalten bedarf, um nicht wie eine Vorschrift starr und mechanisch eingehalten zu werden, einer inneren abstinenten Haltung, mit der wir unaufhörlich versuchen, *alles* aufzunehmen, was uns entgegengebracht wird, und es nicht zu bewerten[2] (Lazar, 2000, S. 42; Maiello, 2007).

Der unerträgliche Zustand *»Ich bin mittendrin und sehe nichts«*, in den wir besonders in Beobachtungen am (Lebens-)Anfang geraten können, ist nicht Ausdruck der Unfähigkeit des/der BeobachterIn, sondern ein fruchtbarer Moment, weil wir uns dem Erleben des Babys und seiner Familienmitglieder annähern, die ebenfalls eng aufeinander angewiesen sind, ohne genau zu wissen, was mit dem Baby ist. *Was brauche ich? Was braucht das Baby?* Wenn der/die BeobacherIn die Angst der Ungewissheit erträgt und diesen unangenehmen Zustand nicht ablehnt, kann sich dadurch allmählich die eigene Frustrationstoleranz für *Nichtwissen*, die negative Kapazität (vgl. Bion, 1990 [1962]) erweitern. Eine derartige Offenheit ermöglicht uns auch, das eigene Bild der frühen Kindheit, eigene Früherfahrungen zu entmischen von denen des beobachteten Babys (vgl. Israel, 2024). Wie die Eltern müssen sich BeobachterInnen der Realität stellen, in denen sich das Baby befindet, das zwischen Integration und Desintegration pendelt. Sie sind, wie auch die Eltern des Babys, herausgefordert, auf Spaltung und Idealisierung zu verzichten. Selbst »gute« Babys sind nicht perfekt und fühlen sich oft gereizt oder unglücklich, und selbst »gute« Eltern können ungeduldig und verärgert sein (vgl. Miller, 2014).

Dass die teilnehmende Säuglingsbeobachtung sich ursprünglich auf die Mutter-Baby-Beziehung konzentrierte (vgl. Bick, 1964), liegt in der Natur der frühen Erfahrungen, wie zuvor beschrieben, aber auch in der kultu-

---

2 »Man muss eine Position finden, wo man genug ›mental space‹, also genügend psychischen Spielraum hat, um sowohl das Geschehen in einem selbst auch in der Situation reflektieren zu können; eine Position, in der man freundlich, aufnahmefähig und unkritisch bleiben kann. Man muss die Projektion verschiedener unbewusster Ängste und emotionaler Zustände miterleben und aushalten können« (Lazar et al., 1986, S. 207f).

rellen Auffassung, Väter in der frühen Kindheit als Stütze für die Mutter und Beschützer der Dyade, Vertreter der Familie nach außen zu verstehen. Weil nun immer mehr Väter am Alltag des Babys unmittelbar teilhaben oder auch die Mutter vertreten, wäre es eine Unterlassung, die Beziehung zwischen Baby und Vater und die gelebte frühe Triade (Vater-Kind-Mutter) nicht in die Beobachtung einzubeziehen. So erweiterten sich der Beobachtungsauftrag und die abstinente Haltung, die helfen soll, möglichst vorurteilsfrei aufzunehmen, was geschieht, wie das Kind sich befindet, wie es sich mitteilt und wie Mutter *und* Vater es verstehen und in ihrem Handeln antworten.[3]

Widerstand und Unwille die Geschwisterbeziehung wahrzunehmen

Wir vernachlässigen nicht selten in der teilnehmenden Säuglingsbeobachtung unbedacht oder auch von den Eltern arrangiert die Erfahrungen, die das Baby mit Geschwistern sammelt. Es gibt Familien, meist mit etwas älteren (Schul-)Kindern, in denen während der Beobachtung kein Geschwisterkontakt miterlebt werden kann. Die Geschwisterkinder scheinen in einer anderen Welt als der des Babys zu leben. In der nun vorgestellten Familie scheinen dyadische Konstellationen vorzuherrschen.

> Florian ist das vierte Kind. Seine drei Schwestern, sieben, elf und 16 Jahre alt, tauchen nur wenige Male in der zweijährigen Beobachtung auf und wir wissen nicht, wie es um den geschwisterlichen Austausch zwischen dem Baby und den Schwestern steht. Denn in den kurzen Szenen nehmen die Schwestern keinerlei Kontakt zum kleinen Bruder auf. Die Eltern schweigen dazu bis auf eine einmalige Bemerkung, es ginge manchmal turbulent zu. Wie sich das ödipale Dreieck Mutter/Vater-Baby-Geschwister entwickelt, bleibt unklar.
>
> Auf die siebenjährige Luna, die sich vermutlich gerade aus der ersten Kindheit und Versorgung zu lösen beginnt, trifft die Beobachterin dreimal. Anni, die Elfjährige, erlebt sie nur einmal, weil

3 Ihnen beigeordnet sind weitere erwachsene ElternvertreterInnen wie die Großeltern und sekundäre Bezugspersonen wie die ErzieherInnen in der Kita, da zumindest in Deutschland seit 2012 die Aufnahme ab dem 11. Lebensmonat in die Fremdbetreuung staatlich unterstützt und üblich ist.

sie dringend ein Taschengeldproblem mit der Mutter klären muss. In dieser Diskussion mit ihrer Mutter tritt Anni als ein selbstbewusstes Latenzkind auf, das den Bruder nicht beachtet. Tina, die 16-Jährige, nimmt die Beobachterin nur einmal über ihr fernes Klavierspiel wahr. Sie erfährt, dass sie in den nächsten Monaten für ein Austauschjahr die Familie verlassen wird. Ob dieser Schritt, der vordergründig alterstypisch erscheint, eine Reaktion auf das offensichtliche sexuelle elterliche »Treiben« ist, bleibt offen.

Die Beobachterin erlebt immer wieder ideale, fast romantische Begegnungen zwischen Mutter und Baby, »in denen beide völlig auf sich bezogen, ich auf meinem Beobachterplatz völlig vergessen werde«. In der siebten Lebenswoche steht Florian im Garten. Ein Mädchen mit einer Puppe in der Hand biegt am Ende der Stunde um die Hausecke. »Die Mutter stellt sie als jüngste Tochter vor. […] ›Ich war mit meiner Puppe auf einem Wandertag, erst um das Haus, dann im Garten, dann gab es ein Picknick im Baumhaus. Dann sind wir wieder zurückgewandert!‹ Die Mutter meint, dass es hoffentlich ein schöner Ausflug gewesen sei und dass es hoffentlich der Puppe gefallen habe. ›Ja, die Puppe ist ja auch wieder gesund, weil Du sie 12 mal im Gesicht operiert hast.‹ ›Ja, das musste sein, der Stoff war kaputt‹, sagt die Mutter. Nun schauen wir zu dritt in den Wagen. F. schläft fest. Dann verabschiede ich mich. Auf dem Rückweg fällt mir ein, dass L. von Frau C. vielleicht zum Spielen weggeschickt worden war, damit sie nicht stört, aber nun doch neugierig war, wer da zu ihrem Bruder kommt, und sich selbst auch zeigen wollte.« In der achten Lebenswoche erscheint Luna zum zweiten Mal mit Büchern, während Florian gestillt wird. Geduldig liest die Mutter vor. Beide Kinder können bei ihr sein, werden körperlich und geistig ernährt. In der neunten Lebenswoche nimmt Luna spontan Kontakt zur Beobachterin auf, zuvor war auch der Vater aufgetaucht: »F.s Wagen steht unter dem Apfelbaum […] Herr C. bleibt neben dem Kinderwagen stehen und schaut gemeinsam mit mir in den Wagen, meint, F. habe sich seit der Geburt ganz schön verändert und dass es doch beeindruckend sei, wie sich das Kind entwickle, obwohl er das ja eigentlich schon von den drei großen Töchtern wisse. Er sagt: ›Ein Kind ist doch immer wieder ein Ereignis.‹ F. blinzelt, ›winkt‹ mit dem linken Arm ein bisschen. Schiebt den Kopf auf der Unterlage hin und her, bewegt nun auch den rechten Arm. Er verzieht etwas das Gesicht, nuckelt heftiger. Die

> Mutter streichelt ihm sanft über das Gesicht: ›Na ist etwas nicht in Ordnung?‹ F. streckt die Ärmchen nach vorne und wird ruhiger […] Sie geht ins Haus, der Vater in den Garten. Plötzlich öffnet sich oben am Haus ein Fenster. Eine Stimme ruft ›Hallo, hier bin ich.‹ Es ist Luna, die jüngste Schwester. Ich werde also beobachtet! Ich will sie nicht vor den Kopf stoßen, winke ihr kurz einmal zu.« Dann verschwindet L. wieder aus der Szene und für die restlichen 20 Monate der Beobachtung. Aber ihr kleines Zeichen lässt vermuten, dass sie damit ringt, neben dem Babybruder nicht vergessen zu werden.

»Unsichtbare« Geschwister können auf elterlichen Arrangements beruhen, die wohl vordergründig die ungestörte Beobachtung ermöglich sollen, uns aber auch etwas über die Bedeutung der frühen Nicht-Mutter-Erfahrungen in dieser Familie mitteilen. Vielleicht manifestieren die Arrangements die exklusive oder enge Mutterposition. Vielleicht soll auch alles, was einen idealisierten Familienzustand oder das Bild davon stört, wie z. B. sichtbare Geschwister-Eifersucht, herausgehalten werden. Besonders, wenn auch der Vater nur in mütterlichen Erzählungen oder flüchtig als Nebenfigur auftaucht oder in den Begegnungen ungesehen bleibt oder, wenn er aus der Aufmerksamkeit des/der BeobachterIn herausfällt, könnte das als ein Festhalten an dyadisch-symbiotischen Beziehungen verstanden werden. Und es könnte zugleich die unbewusste Vermeidung der dritten Position bedeuten, die Getrenntheit und Trennung und die damit verbundenen Ängste sichtbar macht. Daraus ergäbe sich eine Behinderung der triadischen Entwicklung.

Nicht selten werden Geschwister von dem/der BeobachterIn *als störend* angesehen, weil sie die »klare« Sicht auf Mutter und Baby erschweren und Abläufe durchkreuzen, Konflikte einbringen, die Situation verkomplizieren. Manchmal begegnen die BeobachterInnen Geschwisterkindern mit innerlichem Seufzen oder Unwillen, wie in diesem Protokoll: »Ich höre schon vor der Wohnungstür Karls Stimme (Geschwisterkind) und bedaure, dass er heute wieder mal dabei ist. Er wird wieder Unruhe reinbringen und vieles wird durcheinander ablaufen.« Die Beobachterin fürchtete, die Situation nicht mehr überschauen zu können. In der Gruppendiskussion wird ihr Unwillen und Unbehagen übersetzt als Ungewissheit: »Wie wird es werden? Werde ich dem, was auf mich zukommt, gewachsen sein?« Es wird vermutet, dass sie eine Angst spürt, die ebenfalls im Baby und seinen Geschwistern herrscht.

Aus einem anderen Protokoll hören wir: »Nun steht Lizzi (2,8-jähriges Geschwisterkind) in der Tür und ich denke, sie wird mir wieder Spielsachen bringen, drängen, dass ich mit ihr spiele und nicht zum Bruder schaue, und mir etwas erzählen, was ich nicht verstehe [...] Also kann ich wieder nicht in Ruhe den Kleinen beobachten, werde ich mich wieder teilen müssen!« Es wird in der Gruppendiskussion deutlich, dass der/die BeobachterIn ratlos ist, eine Form der Abstinenz zu finden, die Lizzi nicht verstört. Wieso? Ein freundliches »Nein«, eine absagende Geste oder verneinender Blick, »das mache ich jetzt nicht. Ich weiß aber, dass du das jetzt gerne mit mir tun würdest«, fühlt sich für sie an, als verstoße sie das Geschwister.

In diesem Unwillen können unbewusst – neben persönlichen Hindernissen in der Beobachterin – auch Lizzis (Geschwister-)Ängste vor Ausstoßung enthalten sein (Projektion), angesichts der Veränderungen, die mit der Ankunft des Babybruders aufkommen. Mit diesen Ängsten ist der/die BeobachterIn identifiziert. Die Hypothese könnte lauten: Alles ordnet sich gerade neu. Das Baby muss erstmals und Lizzi erneut einen Platz im Herzen ihrer Eltern und im Alltag finden. In dieser Familie könnte es schwer sein, Liebe und Zuwendung so zu verteilen, dass keiner rausfliegt.

Besonders interessant, aber auch verstrickend-verwirrend wird es dann, wenn das Baby aus unserer Aufmerksamkeit fällt, wenn es droht, verloren zu gehen, weil wir uns projektiv identifizieren mit den Ängsten und Bedürfnissen der Anderen (Eltern oder Geschwister). Oft wird das erst in der Gruppendiskussion sichtbar. Dann heißt es, sich darauf zu besinnen, dass die Abstinenz keine Vorschrift, sondern eine innere Tätigkeit ist, fühlen und denken zu verbinden (dritte Position), die aber in *diesem* Moment, in *dieser* Situation nicht ausgeübt werden kann. Nur daraus ergibt sich die Frage nach dem »Wieso?«.

Vom Wert der Abstinenz

Regelmäßig ist der/die BeobachterIn wohlwollend-mitfühlend anwesend. Sein/ihr Verhalten ist für die Kinder überschaubar: weder mischt er/sie sich ein, noch initiiert er/sie Aktivitäten, aber so, wie er/sie schaut, blickt, atmet, sein/ihr Gesicht zeigt, wirkt er/sie beteiligt und interessiert. So kann das innere Modell eines/einer »EmpfängerIn« wachsen, dem/der man alle Zustände zeigen, in dem/der man Gefühle unterbringen kann. Das internalisierte BeobachterInnenmodell und das reale BeobachterInnenverhalten erlauben den Geschwistern, offen ihre aggressiven Angriffe und Ängste gegenüber dem bevorzugten Kleinen, Rivalen, Verdränger, aber auch ihre heimliche Komplizenschaft gegen die Erwachsenen, die ihnen schwere Versagungen zumuten, zu zeigen. Ihre jüngeren Schwestern und Brüder werden geschupst, gezerrt, gebissen, gekratzt, beraubt, verführt.

> Anne » tritt, als die Mutter es nicht sieht, den Bruder in den Bauch«, später: »Sie teilt, vor der Mutter verborgen, heimlich mit dem Bruder eine Reiswaffel.«

> Hulda »schlägt den kleinen Bruder mit einer raschen Bewegung ins Gesicht, als die Mutter gerade wegschaut«.

> »Franz zerrt an den Beinen seines kleinen Bruders, schleudert Luis (7 Monate) in die Luft, der lacht. Ich empfinde Franz brutal.«

> Dennis »spielte auf der kleinen Gitarre. Er zupfte die Saiten und sang laut, improvisierte Texte. Ella stand in der Mitte des Zimmers und schien sich zur Musik zu wiegen. Dennis erwähnte sogar ihren Namen ein paar Mal in seinem Lied. Sie kletterte zu ihm auf das Sofa. Er hörte auf zu spielen, verscheuchte sie und schlug sie sogar kräftig mit der Gitarre. Ich fühlte einen Stich des Mitgefühls für Ella. Aber sie schien nicht allzu beunruhigt zu sein.«

Die BeobachterInnen sind während des Beobachtens auf ihre Gegenübertragungsgefühle angewiesen, um zu unterscheiden, ob es sich um Lebenslust, spielerisches Üben, manische Abwehr (existenzieller) Ängste oder um Anpassung handelt. Sie müssen sich auch fragen, ob eigene Früherfahrungen in ihnen reaktiviert werden. Diese wesentliche, nicht zu unterschätzende forschende Wendung des/der BeobachterIn zur Interpretation seines/ihres inneren Erlebens ermöglicht ihm/ihr ein äußeres zurückhaltendes Verhalten, damit deutlich ein/e Andere/r zu sein, das dennoch Teilnahme ermöglicht und vermittelt und so Szenen, kleine Zeichen mitzuerleben, die Erwachsenen oft verschlossen bleiben.

Diese kleinen Zeichen verschärfen und verstärken sich, wenn die realen Eltern nicht zur Verfügung stehen, zum Beispiel so innerlich besetzt sind mit eigenen Problemen, dass sie nur noch formal die körperlichen Bedürfnisse versorgen, ohne den damit verbundenen Gefühlen des Kindes (z.B. Existenzängsten) eine Bedeutung zu geben. Oder es inszenieren sich gefährliche Situationen, – wie z.B. durch spitze Scheren, kippelnde Stühle, offene Schubladen –, wenn der/die BeobachterIn mit dem Kind allein gelassen wird, die ihm/ihr unerträglich erscheinen, und er/sie meint, eingreifen oder beraten zu müssen. Damit kommen wir zu der nachfolgenden wichtigen Frage.

Abstinent bleiben auch gegenüber den Geschwistern?

Die gelebte Geschwisterbeziehung, die vermutlich eng verbunden ist mit einer gegenseitigen Identifikation der Kinder, gestaltet also ebenfalls innere Objekte. Das bedeutet, auch gegenüber den Geschwistern in den Zyklus des Beobachtens einzutauchen und diesen AkteurInnen und Beziehungskonstellationen mit der gleichen abstinenten Grundhaltung wie gegenüber Mutter und Baby zu begegnen (vgl. Israel, 2024, S. 29ff.). Aber so einfach ist die Beobachtungssituation keineswegs. Denn wenn Mutter/Vater sich nicht selbst als das bedeutende »Objekt der Begierde« ihrer Kinder sehen und deshalb damit verbundene Eifersucht, Neid, Verlustängste, Rivalität nicht erkennen oder nicht zulassen, kann es passieren, dass sie das Baby zu wenig schützen vor Geschwister-Attacken oder das ältere Geschwister zu wenig einbeziehen in den Beziehungskreis. Dann kann es sein, dass sich die Geschwisterkinder vermehrt an den/die BeobachterIn wenden. Sie möchten sich bei ihm/ihr holen und ausgleichen, was ihnen an Zuwendung vorenthalten wird.

Wie in der folgenden Sequenz, die von der Beobachterin geschickt aufgelöst wurde, ohne dass sie ihre abstinente Haltung aufgab:

> Bernd ist sechs Wochen alt, seine Schwester Marie fast drei Jahre. Ihre junge, alleinerziehende Mutter bewältig zwar die Pflege- und Alltagsaufgaben geduldig, ist aber völlig mit ihren Zweifeln an sich selbst beschäftigt, erlebt sich als wenig wert und begehrenswert: »Marie sitzt auf dem Boden und schaut Bilderbücher an. [...] Während sich die Mutter hin und wieder mit Marie unterhält, habe ich den Eindruck, dass sie mich auf dem Stuhl sitzend und in Bernds Körbchen schauend, beobachtet. Ich vermute, diesen Blick der Mutter auf das Paar bemerkte auch Marie [...]. Die Mutter schaut nun kurz ins Körb-

chen, geht dann in die Küche. Die zurückgelassene Marie fragt mich in drängendem Ton, ob ich nur wegen Bernd komme. Ich bestätige es ihr und sage, dass ich heute ebenfalls beim Bilderbuchanschauen mit zuschauen kann. Sie scheint damit zufrieden, denn sie vertieft sich wieder in ihre Bücher und erzählt vor sich hin.«

Es ist hoch interessant, wie Marie bemüht ist, ihre Gefühle zu klären, während sie die Mutter beobachtet, die auf ein Paar schaut. Und wie die Antwort der Beobachterin der kleinen Marie hilft, ihre Angst, rauszufliegen, mildert. Auch zeigt sich in dieser Situation der Unterschied zwischen beziehungsstiftendem Schauen und neugieriger Betrachtung.

Aber einige Wochen später, als Marie sieht, wie aktiv Bernd den Blickkontakt zur Beobachterin sucht, springt sie der Beobachterin »auf den Schoß, kommt mit dem Gesicht so dicht, dass ich Bernd nur noch mit Schwierigkeiten sehen kann«. Später »kämpft Marie mit Worten und körperlich darum, von der Mutter genau das gleiche wie Bernd zu essen zu bekommen«.

Ähnlich tut es die fünfjährige Schwester vom Baby Tim, als sie die Beobachterin nahe dem Bettchen des Babys sitzend vorfindet: »Sie springt mir entgegen. Den Deckel des Wäschekorbs benutzt sie als Schild, ein Stock ist ihr Schwert. Mit dem fuchtelt sie bedrohlich vor meinem Gesicht: ›Aus Deinen Augen kommt Gift‹ schreit sie.« Im Protokoll waren bereits Attacken gegenüber der Mutter beschrieben worden, als sie den Bruder stillte. Ebenso, dass sich die Mutter bei der Beobachterin beklagte, in der Kinderpflege vom Vater im Stich gelassen zu werden. Die wiederum vermutet, ihre privilegierte Beobachtungsrolle könnte die Mutter neidisch machen und damit ihr schlechtes Gefühl verstärken. Hier wird offenbar der unverdaute Neid am deutlichsten im Kontakt mit der Beobachterin ausgedrückt.

Das Beobachtungsmaterial liefert reichlich Hinweise, je jünger und damit abhängiger von der elterlichen Fürsorge und Aufmerksamkeit die Geschwisterkinder sind, desto mehr kollidieren die Bedürfnisse des Babys mit denen seiηes Geschwisters, desto komplexer entwickelt sich die beobachtete Szene. Und desto umsichtiger muss sich der/die BeobachterIn ihre Abstinenz erhalten, ein/e »Andere/r« bleiben, immer wieder die optimale äußere und innere emotionale Distanz suchen (vgl. Maiello, 2007). Denn wir haben die einzigartige Gelegenheit, die gesamte ödipale Konstellation in einem sehr frühen Stadium ihrer Entwicklung und in Familien zu beobachten.

Erste Objekte – Mutter und Vater

Oft begegnen wir Müttern in Säuglings-Eltern-Psychotherapien, die depressiv sind oder sich emotional instabil oder interessenlos verhalten, und wir uns fragen, woraus die Kinder ihren inneren Zusammenhalt speisen, ihren Lebenswillen und ihre Neugier, wie sie seelisch überleben können, wenn von ihrer Mutter jenseits der Pflegeroutine kaum Resonanz oder Verständnis kommen.

Oder wir begegnen einem unlebendigen Mutter-Kind-Paar, dem weder Zusammensein noch Getrenntheit möglich zu sein scheint, und spüren eine quälende Klebrigkeit, Verstrickung. Es ist zutiefst besorgniserregend, zu beobachten, dass das Containment der Mutter in der frühen Mutter-Kind-Beziehung versagt.

Lernen wir dann den Vater kennen, beantworten sich oft die Fragen. Nicht immer, aber oft sehen wir, dass er unbefangener dem Baby begegnet und das Kind offen die emotionale Zwiesprache aufnimmt, sich belebt. Er war ihm nie so nah in der körperlichen Verschmelzung/Einheit oder verantwortlich wie die Mutter für das fötale Leben und für den Schritt des Kindes in die Getrenntheit mit der Geburt. Er kann von Anfang an für das Kind ein »Anderer« sein, den es erforschen kann. Im Gegensatz zur Mutter, in der das Kind primär einen Teil seiner selbst sieht, weil die Mutter – ob teilobjekthaft oder als ganzes Objekt –, vom Baby entlang ihrer Funktionen, besonders ihrer Pflegehandlungen wahrgenommen wird. So erlebt vermutlich das Baby anfangs seine Abhängigkeit von der Mutter auf konkretistische Weise, bis es davon den psychischen Anteil ausreichend internalisiert hat und Austausch und Mitteilung über psychisches Erleben möglich werden. Dabei sind die Sinne, besonders die Hautoberfläche und die Körperöffnungen als ursprüngliche Ein- und Ausgangsorte für das Zusammenkommen mit der Mutter entscheidend/bedeutend.

Dagegen kann der Vater von Anfang an dem Kind weniger schuldbeladen, unbefangener, weniger ambivalent begegnen,[4] dafür körperlich

4 Weil der Vater Schwangerschaft und Geburt nicht im eigenen Körper, sondern nur als Begleiter miterlebt, treibt ihn weniger die Frage um: Was habe ich dem Kind möglicherweise angetan? Was tut mir das Kind an? *Er wird somit weniger von der Strenge, Verurteilung seiner inneren Elternobjekte oder realer Schuld bedroht.* Auch fehlt ihm der körperlich-seelische Trennungsschmerz der Geburt. Während die Mutter einen Verlust erlebt, ist für ihn das geborene Kind ein Gewinn, das er nun endlich real halten, erleben, sehen, fühlen kann.

herausfordernder, von der eigenen Person abgegrenzter. Ihn bedrückt weniger als die Mutter die Differenz zwischen sich und dem Baby.

Die Familie als Objekt

Kommt ein neues Baby in die Familie, beginnt für alle ein Wandlungsprozess, um einen Raum für das neue Kind zu schaffen. Zugleich wachsen die Ängste, in der eigenen Individualität und mit den eigenen Interessen unterzugehen.

Die Fähigkeit aller Beteiligten, Neues aufgreifen, Altes loslassen zu können, ist auf die Probe gestellt. Nichts wird so bleiben, wie es war. So stehen Traurig-Sein und Hoffnungsvoll-Sein nebeneinander.

> »Etwas in jedem Menschen begrüßt ein Baby, aber es gibt natürliche Turbulenzen, die mit der Assimilation von Veränderungen verbunden sind. Diese Turbulenzen treten unabhängig davon auf, ob das Kind als erstes, zweites oder sogar später in der Familienkonstellation geboren wird« (Miller, 2014, S. 120; Übers. A. I.).[5]

Aber in der Elternschaft für weitere Kinder gibt es eine zusätzliche Herausforderung: Die Eltern durchlebten mit der *Geburt des ersten Kindes* und den damit verbundenen Aufgaben, sich einzufühlen, zu pflegen, eine Reaktivierung ihrer eigenen frühen Elternbeziehungen und »Babyzustände«, ihrem Körper ohnmächtig ausgeliefert, getrennt zu sein, nichts zu wissen. Sie durchlebten aber auch das Glück, beim Umsorgen des realen Babys, sich wieder selbst wie ein geliebtes Baby zu fühlen.

Mit der *Geburt eines weiteren Kindes* werden nun die frühen Geschwistererfahrungen in den Eltern wiederbelebt, wie die unerbittliche Realität, die Eltern zu teilen, den privilegierten Platz des einzigartigen Babys räumen zu müssen, da die Brüder und Schwestern sich nicht beseitigen ließen, sondern irgendwie akzeptiert werden mussten, sogar genutzt und geliebt werden konnten. Auch die Strategie mit den damit verbundenen Neid- und Eifersuchtsgefühlen und Konflikten umzugehen wird reaktiviert:

5 »Something in everyone welcomes a baby, but there are natural turbulences linked with the assimilation of change. This turbulence appears whether the infant is born first, second, or even later in the family configuration« (Miller, 2014, S. 120).

Rivalität, Aggression, Regression, Empathie, Hilfsbereitschaft, Kreativität, ängstlicher Rückzug, Konfliktvermeidung, Täuschung etc. Diese inneren Muster setzen nun die Akzente für den Umgang mit den eigenen Kindern.

Zusammenfassend ließe sich für Väter und Mütter sagen:

- Die wiederbelebten Früherfahrungen bei der Geburt des ersten Kindes beziehen sich auf die vertikale Generationenfolge.
- Die reaktivierten Früherfahrungen bei der Geburt des zweiten Kindes (und weiterer Kinder) beziehen sich auf die horizontale Auseinandersetzung innerhalb der gleichen Generation.

Vater und Mutter können in ihrer Elternfunktion versagen, selbst bedürftige »Babys« werden oder emotional abwesend sein

> Angi (2,9 Jahre) und Mike (8 Monate) »werden von der Mutter nebeneinander auf das Sofa gesetzt, dann bringt sie A. ein Buch und M. ein Mobile, setzt sich selbst auf einen Stuhl und hält sich die Hände vors Gesicht. Weinend spricht sie zur Beobachterin, sie habe schon so auf sie gewartet, ihr Unglück loszuwerden. Beide Kinder starren auf die Mutter. Ihr Spielzeug bleibt unberührt. A. streichelt den Bruder und M. ergreift die Hand der Schwester. Sie sitzen still da, spielen können sie nicht.« Die Beobachterin ist sehr berührt von diesem Bild, während sie der Mutter zuhört.

Wenn Eltern nicht ausreichend körperlich oder emotional zur Verfügung stehen, können kleine Kinder versuchen über den Weg der intrusiven Identifikation im inneren Elternobjekt Halt zu finden oder zu leben. Dies werde ich am Ende des Textes genauer beschreiben.

Eltern, die nicht ausreichend schützen

Dazu das eindrucksvolle Beispiel aus der Arbeit von J. Magagna in diesem Band, in der das beobachtete Baby ganz offensichtlich nicht ausreichend geschützt wird, sodass es wiederholt ungeschützt dem aufdringlichen und aggressiven Verhalten seines älteren Geschwisterkindes ausgesetzt war:

> »Wir machten uns zunehmend bei den *ethischen Überlegungen* Sorgen, was ein Handeln im *›besten Interesse des Kindes‹* erfordert, als eine Reihe von beobachteten Säuglingen später im Leben Probleme entwickelten und zur Psychotherapie überwiesen wurden. Hier ist ein weiteres Beispiel:

›Von Geburt an wurde beobachtet, dass ein Mädchen wiederholt unter erheblichen emotionalen Belastungen litt, die darauf zurückzuführen waren, dass seine Mutter es nicht vor dem zudringlichen und aggressiven Verhalten seines älteren Bruders schützen konnte. Er schrie sie oft laut und wütend an, wenn er in ihrer Nähe war, stieß sie zu Boden, nahm ihr den größten Teil des Platzes auf dem Schoß ihrer Mutter weg oder schubste sie aus »seinem Stuhl«. Das kleine Mädchen befand sich in einem chronischen Zustand der Übererregung, in dem sie ihren Körper versteifte und ihre Augen weit aufriss, wenn ihr Bruder sich ihr näherte.

Der Mangel an der mütterlichen Einstimmung und Reaktionsfähigkeit gegenüber diesem Baby barg die Gefahr, dass es das Gefühl entwickelte, keine Aufmerksamkeit, keinen Schutz und kein Verständnis zu verdienen. Dies hat vermutlich tiefgreifende Auswirkungen auf die Entwicklung ihres Selbstwertgefühls. Sie könnte sich unerwünscht, aufdringlich oder nicht liebenswert fühlen und selbst lieblos werden.

Ohne die emotional schützende mütterliche Funktion ihrer Mutter entwickelte das Mädchen im Laufe der Zeit selektive Sprachlosigkeit und wurde zur Psychotherapie überwiesen. Rückblickend wäre es eindeutig entscheidend gewesen, den Mut aufgebracht zu haben, diese Beobachtung mit Zustimmung der Eltern in eine »therapeutisch-teilnehmende Beobachtung« umzuwandeln. Vielleicht wäre der Vorschlag, einen Eltern-Kind-Psychotherapeuten aufzusuchen, ethisch korrekter gewesen. Im Nachhinein bin ich der Meinung, dass ich und die Gruppe den Beobachter dazu hätten ermutigen sollen, als Beobachter ›auf Abstinenz zu verzichten‹.«

Wenn ein Geschwister ein Elternteil ersetzen muss

In der Literatur finden sich Beispiele, wie sich Kleinkinder untereinander helfen, die ohne ihre Eltern in der Gruppe (über)leben müssen, so wie es Anna Freud in einem Londoner Kinderheim während des Zweiten Weltkriegs beschreibt (A. Freud, 1980).

Wenn der Vater fehlt, muss die Mutter die Leerstelle im ödipalen Dreieck füllen. Gehört der abwesende Vater zum *Lebensentwurf der Mutter*, will sie beide Positionen (Aufgaben) in ihrer Person vereinen: Halt gebend das Kind verstehen – Grenzen und Struktur setzen. Geschwisterkinder, die unter solchen Bedingungen aufwachsen, zeigen wenig Eifersucht untereinander, eher stützen sie sich gegenseitig. Das ältere Kleinkind assistiert meist der Mutter. Aber die Kinder brauchen im Alltag weitere Personen oder viele materielle Hilfsmittel, die Lücken füllen, Übergänge ermöglichen, die dem Elternersatz dienen wie Fernsehen, Spielzeug, Schnuller, Flaschensauger, Essen.

Leidet die Mutter unter dem abwesenden Vater, weil sie sich verlassen, ausgegrenzt, benachteiligt fühlt, und macht es ihm zum Vorwurf oder verleugnet seine Bedeutung, vermeidet sie zu trauern. Wir beobachten, dass dies die Begierde nach der realen Mutter und den Kampf der Geschwister um sie verstärkt. Vermutlich werden die infantilen Neid- und Eifersuchtsgefühle der Mutter und ihre damit verbundenen Verlustängste nicht nur unmentalisiert an die Kinder weitergegeben, sondern auch die Ängste der Kinder nicht ausreichend verstanden und entlastend moderiert.

Das elterliche Fehlurteil

In etlichen Beobachtungen fiel auf, dass die Eltern – die Mütter intensiver als die Väter – die Geschwisterkinder auf wertende Weise miteinander verglichen. Das geschah im Alltag wie nebenbei ununterbrochen. Es war nicht zu übersehen, wenngleich den Eltern nicht bewusst war, dass sie ihre Liebe nicht teilen konnten oder zumindest große Schwierigkeiten damit hatten, sich auf mehr als ein Kind einzulassen. Man könnte vermuten, dass in ihnen die infantile Position einzigartig und an erster Stelle zu stehen oder aber Neid oder Eifersucht auf ein Geschwister nicht überwunden worden sind.

Aus der Beobachtung eines Zwillingskindes:

> Die Mutter will, dass die Kinder sich gegenseitig wahrnehmen und lieben. Sie fürchtet am meisten, eine feindselige Differenz könnte untereinander entstehen, und gleichzeitig betont sie unbewusst durch ihren ständigen wertenden Vergleich der Brüder deren Verschiedensein. Allerdings nicht mit dem Vorzeichen des Nebeneinanderseins, der Verschiedenheit, sondern der Abwertung.
>
> Sie gibt von Anfang an dem motorisch geschickteren A. in kleinen Gesten mehr Körperkontakt und Liebkosung, die zeigen, wie gerne sie mit ihm zusammen und wie stolz sie ist.
>
> Der Zwillingsbruder B. scheint die mütterliche Zuwendung nicht zu vermissen, denn er wendet sich währenddessen oft unbelebten Dingen, wie Spielsachen, zu. Es tröstet die Beobachterin, als sie erlebt, wie gern sich der Vater B. zuwendet.
>
> Ist die Mutter abwesend, kommt es immer wieder zu unerbittlichen Auseinandersetzungen der Babys. Sie zerren sich gegenseitig Spielsachen weg, klettern übereinander hinweg. Als sie älter werden,

kooperieren sie auch miteinander, bleiben aber hart im Umgang. Selten tun sie sich in Solidarität zusammen, wie zum Beispiel, wenn sie laut gemeinsam die Mutter herbeirufen.

Reflexion: Zwillingsgeschwister und deren Eltern müssen ununterbrochen die schwierige Aufgabe des Teilens und Verteilens lösen, weil die Bedürfnisse der Kinder gleich sind. Bereits intrauterin mussten Platz und Versorgung geteilt werden, und nachgeburtlich ist die »Brust« nie frei.

Verstehen wir Spielsachen als Ableitungen der Mutter, dann handelt es sich bei B.s Wahl, sich dem Spielzeug statt der Mutter zuzuwenden, vermutlich eher um eine forcierte Symbolisierung der Mutterperson als um den Ausdruck seiner Resignation. In gewisser Weise ist es eine kluge Anpassung an die Mutterperson. Wird diese Konstellation die Kinder hindern, ein Mitgefühl füreinander zu entwickeln?

In der Gegenübertragung ist es für die Beobachterin kaum auszuhalten, diese »Ungerechtigkeit« und B.s stillen Verzicht immer wieder mitzuerleben. Sie muss den Impuls unterdrücken, die Mutter auf ihre Widersprüchlichkeit aufmerksam zu machen, dass die Brüder sich gleichermaßen ohne Neid und Konkurrenz lieben sollten, obwohl sie in so unterschiedlichem Maße ihre Liebe bekommen, was die Rivalität steigert.

»Ungerechte Eltern« befördern die Rache am Geschwister

> »Jonas ist acht Monate, Anne, seine Schwester, zweieinhalb Jahre alt. Die Familie lebt auf dem Land. Anne reagiert extrem eifersüchtig auf das Mutter-Jonas-Paar. Es entwickelt sich ein heftiger Kampf zwischen Mutter und Anne um das Anziehen eines Kleidchens. Jonas schaut mit großen Augen auf die beiden, sitzt ruhig, aber zugleich angespannt da. Anne entwindet sich, flüchtet in die Sofaecke, schüttelt den Kopf ›Nee‹. Da wendet sich die Mutter Jonas zu und gibt ihm einen Holzwurm in die Hand und lächelt ihn an. Er stopft sich den Wurm tief in den Mund. Anne kommt mit einem Sofakissen in der Hand, das sie auf Jonas wirft. Die Mutter erschrickt: ›Nicht auf Jonas. Ich warne Dich.‹ Nun kann Anne ihren Ärger direkt gegen die Mutter richten, schmeißt das Kissen immer wieder in ihre Richtung, trifft aber nicht. J. verfolgt alles mit weit aufgerissenen Augen. Er wirkt auch erschrocken […] Die Mutter zieht Anne gewaltsam das Kleid über und geht in die Küche. Anne nimmt nun Jonas ein

> Spielzeug nach dem anderen weg. Mit dem letzten Spielzeug läuft sie davon, ohne ihn dabei aus den Augen zu lassen, hält es hämisch lachend hoch. Jonas versucht hinterher zu krabbeln und lacht ebenfalls. Er scheint es als ein Spiel zu erleben.«

Reflexion: Hannas Häme gegenüber dem Bruder gilt eigentlich der ungerechten Mutter, die in ihren Augen ganz offensichtlich den Bruder mehr liebt. Sie rächt sich nachträglich an ihm, vermutlich weil es leichter ist, an ihm ihre schlechten Gefühle loszuwerden.

Bedeutung und Besonderheit der Geschwisterbeziehung

Hier werde ich mich auf die Phänomene rund um die Geburt eines zweiten Kindes und die sich abzeichnenden Auswirkungen auf die ganze Familie konzentrieren, wenn tatsächliche Geschwisterbeziehungen – echte Brüder und Schwestern – akzeptiert werden müssen.

Die Bedeutung

Es ist nicht zu übersehen, dass für ein Baby neben der Mutter-Kind-Beziehung weitere Erfahrungsquellen und Beziehungen existieren – in erster Linie der Vater –, die die frühe Symbiose, die Bildung innerer Objekte und den Entwicklungsraum des Kindes gestalten. Sie können mütterliche Defizite mildern und das Baby tatsächlich aus Verfolgungs- und Bedrohungsgefühlen herausbringen in den Seelenzustand: »Ich darf sein.« Weitere frühe Beziehungspersonen, mit denen das Baby eng verbunden ist und die es nutzt, sind die *Geschwister*, vorausgesetzt, das Baby hat regelmäßig Gelegenheit, sich in sinnlichen Zwiegesprächen mit ihnen vertraut zu machen. *Wenn Geschwister aus dem Alltag des Babys herausgehalten werden,* kann es wenig von ihnen lernen. Dann bleibt mehr das unbewusste Wissen, dass es Geschwister gibt. Zwar könnte das Geschwister auch ein Objekt der Begierde werden, aber mehr als Fantasieobjekt entstanden, als aus verinnerlichten gelebten Erfahrungen.

Wenn die Geschwister bereits im Latenzalter sind, ist ihnen zwar ihre unmittelbare Einfühlung für das Baby verloren gegangen, dennoch füttern sie die Fantasie über das Groß-Werden, bieten Modelle und Ansporn.

Unsere Beziehungen zu Geschwistern – tatsächlichen Geschwistern, symbolischen Geschwistern, Gleichaltrigen aller Art – sind für unser Wohlbefinden in der Welt ebenso entscheidend wie unsere Beziehungen zu Mutter und Vater, obwohl die Art der elterlichen Beziehung auch die Art der Geschwisterbeziehung beeinflusst.

Geschwister müssen sich die primären Objekte teilen, deshalb können *nur sie* voneinander lernen, wie man Konflikte löst und behandelt, die sich um die Personen drehen, die sie teilen müssen. Weil viele Interaktionen unter Geschwistern eigentlich als Nachrichten an die Eltern zu verstehen sind, ist es nötig, gut zu entmischen, was in die Kinder projiziert wird, was Ausdruck ihrer eigenen Bedürfnisse ist, was eine Botschaft an die Erwachsenen ist. So wurde beobachtet, dass Geschwister sich gut verstehen, wenn sie wirklich aufeinander angewiesen und ohne Eltern sind – zum Beispiel in realen Gefahrensituationen (vgl. Diepold, 1988).

Besonderheiten

1. Erfahrung mit dem Anderen

Zwischen seinen Geschwistern und dem Baby existiert eine besondere Beziehung. Wir können davon ausgehen, dass Geschwister *von Anfang* an vom Baby als eigenständige, abgegrenzte Personen, stärker noch als der Vater, erlebt werden. Jede Mutter-Vater-Baby-Beziehung konstituiert sich durch Erfahrungen entlang der elterlichen Funktion und Verantwortung und seitens des Babys über seine Abhängigkeit. Das gilt nicht für die Geschwister![6]

Die Geschwister bieten dem Baby einmalige *nicht-funktionsbezogene Erfahrungen* mit einem Anderen. Sie sind nicht in eine Versorgungspflicht eingebunden, sondern lassen sich von ihren Interessen und Gefühlen leiten. Darin liegt ihre hohe Anziehungskraft und Reichhaltigkeit. Auch

6 Es sei denn, einem Geschwisterkind wird eine elterliche Aufgabe übergeben und es trägt real zur Versorgung des Babys bei. Oder ein deutlich älteres Geschwisterkind musste die Mutter-Vater-Rolle und die damit verbundenen Aufgaben übernehmen, wie es im Zusammenhang mit dem Tod der Mutter im Kindsbett oder dem Tod des Vaters im Krieg geschehen kann.

sind Geschwister, besonders wenn sie selbst noch im Kleinkindalter sind, dem Baby psychisch und mental sehr nahe, sodass Empathie und Rivalität oft unverbunden nebeneinander stehen. Ein junges Geschwister ist noch wie das Baby mit den Ängsten des Auf-die-Welt-Kommens, der Verlassenheit, dem Verlust des mütterlichen Körpers und dem Verlust seines fötalen Selbst, der Qual von Missverständnissen im Kontakt. Es hat dies alles noch nicht verdrängt, wenn es nicht älter als vier Jahre ist. Es fühlt sich noch oft von persekutorischen Ängsten verfolgt.

> »Der Aufbau und die Pflege freundschaftlicher Beziehungen zu Geschwistern erfordern Kraft, die durch widersprüchliche Gefühle verursachten Ängste zu ertragen – das Gefühl, ausgeschlossen zu sein, sowie die Zweifel und Ängste, die aus Gefühlen der Trennung, Einsamkeit und Ablehnung entstehen« (Miller, 2014, S. 128, Übers. A. I.).[7]

2. Handlungssprache

So gut wie immer geben Geschwister bis zum Vorschulalter dem Baby (ihre) unmittelbare Resonanz, überwiegend in einer wortfreien *»Handlungs-Sprache«*. Aber das Baby versteht sie. *Mit Bion (1990 [1962]) könnte man sagen: Rohe Sinnesdaten (Beta-Elemente)* fließen hin und her und beginnen sich in primitives seelisches Erleben zu verwandeln, weil sie im geschwisterlichen Container – bevor sie wieder zurückgegeben werden – vorübergehend aufgenommen und gesammelt wurden. Dies ist die ganz eigene Verbindung zwischen den Kindern auf einer Ebene, die vermutlich nur sie und kein Erwachsener so vollkommen beherrschen. Aber auch seelische Inhalte, die kommuniziert werden, sind unverstellter in ihrer Intensität, Direktheit und Wechselhaftigkeit. Das heißt, das Oszillieren der Gefühle zwischen den Polen von Hass und Liebe, Depression und Manie, Neugierde und Rückzug, Gier und Sättigung kann ungehindert stattfinden und kommuniziert werden. Das Baby sieht sich im anderen Kind häufiger und unmittelbarer gespiegelt als durch einen Erwachsenen.

7 »To establish and defend friendly relations with siblings calls upon reserves of strength to bear anxiety provoked by conflicting emotions- by a sense of being left out, and by the doubt and fear engendered by feeling separate, alone, and rejected« (Miller, 2014, S. 128).

3. Körperliche Symbiose

In vielen beobachteten Baby-Geschwisterbeziehungen fiel mir auf, dass das Baby nicht abweisend oder ambivalent auf sein Geschwister reagiert, solange es sich selbst noch in einer engen körperlichen Beziehungskonstellation zu Mutter (oder Vater) befindet, die in ihnen das *Phantasma der Verschmelzung* unterhält.

In der Regel sind es die (noch) bestehenden Stillbeziehungen, die diese Fusionsfantasie und das Gefühl (Phantasma) einzigartig, großartig zu sein, fördern. Diese jungen Babys lassen aus unserer Erwachsenenperspektive erstaunlich viele Handlungen und heftigen körperlichen Umgang an sich selbst zu, während es die Erwachsenen – manchmal nicht zu Unrecht – mit der Angst zu tun bekommen. Damit ist nicht gemeint, dass sie sich noch nicht wehren können, sondern sie sind verwundert, staunen, lassen sich anstecken. Noch überwiegt die Abhängigkeit gegenüber den Autonomiebestrebungen.

Dazu diese Sequenz aus der 16. Beobachtung von Magnus (4,2 Monate) und seiner Schwester (20 Monate). Die wöchentlichen Treffen finden immer am Vormittag statt.

> Beide Eltern betreiben einen Schafshof mit Hofladen. Regelmäßig lässt die Mutter Magnus allein, wenn sie unten im Hofladen KundInnen bedienen muss. Obwohl der Vater im Alltag immer in der Nähe ist, bleibt er meist außerhalb der Wohnung und Lena oft bei ihm. In dieser Beobachtung bleibt sie die ganze Zeit über bei Mutter und Bruder.
>
> Lena öffnet der Beobachterin die Tür, der Vater steht im Hintergrund, geht dann nach draußen auf den Hof. Lena führt die Beobachterin ins Wohnzimmer. Magnus, der am Boden liegt und mit Schluckauf unruhig an seiner Decke zerrt, wird von der Schwester aufs Gesicht geküsst, worauf er etwas ruhiger wird, sie anlacht. Als die Mutter ins Zimmer kommt, wird sehr schnell deutlich, dass sie heute wieder sehr unzufrieden mit Lena ist: Sie zappelt auf dem Stuhl, verliert ihre Hausschuhe, will fernsehen, wogegen die Mutter Magnus die abgestrampelten Socken geduldig anzieht und mit ihm schäkert. Magnus jauchzt und strahlt. Der Schluckauf ist weg. Als sie in die Küche geht, breitet er seine Arme aus, schaut ihr nach und versucht offenbar gegen das Verschwinden zu arbeiten: mit Bein-

schwung kippt er auf die Seite, greift eine Figur des Mobiles, zieht sie heran und hält sich daran fest.

»Zwischen Lena und der Mutter gibt es in der Küche erneut Streit, diesmal weiß ich nicht, warum. Lena kommt weinend angelaufen, die Mutter hinterher. Magnus hält inne, schaut. Lena legt sich auf den Fußboden neben Magnus, weint noch etwas und zeigt der Mutter, sie solle ihr Magnus obenauf legen. Die Mutter meint, das gehe nur, wenn sie sich neben Magnus auf die Decke legt. Das tut sie und weint immer noch ein bisschen. Magnus verzieht nun auch das Gesicht und die Mutter sagt lachend zu ihm: »Nein, Magnus du doch nicht, du musst doch nicht aus Solidarität mitweinen.« Magnus folgt dem Lachen der Mutter, sein Gesicht hellt sich wieder auf. Auch Lena hat sich beruhigt. Die Mutter stupst sie an und Lena drückt die Mutter. Dann legt die Mutter ihr Magnus auf den Bauch, hält ihn aber fest. Magnus liegt ruhig, er hebt sein Köpfchen und schaut zur Mutter hoch, die über ihn gebeugt ist. Es ist aber von mir abgewandt, sodass ich sein Gesicht nicht sehen kann. Dann nimmt ihn die Mutter wieder runter. Lena dreht sich auf die Seite und lacht Magnus an. Er nimmt die Beine hoch und lässt sich auch auf die Seite fallen, sodass er seine Schwester anschaut. Die Mutter sagt zu mir, dass sie das richtig genieße, dass die beiden so viel miteinander anfangen können. Ihre Schwestern waren alle älter, sie sei quasi als Einzelkind aufgewachsen. Dann geht sie wieder in die Küche, Lena bleibt liegen, Magnus hat wieder seinen Finger im Mund. Als er ihn herausnimmt, steckt ihm Lena den Zeigefinger in den Mund, wahrscheinlich zu weit, denn Magnus gurgelt. Sein Gesicht zeigt Erstaunen und ich denke, hoffentlich hört sie gleich auf. Sie holt vom Wäscheberg eine Windel, trocknet ihren Finger und dann Magnus' Gesicht. Sie rennt zur Mutter. Magnus verzieht das Gesicht, fühlt sich offensichtlich alleingelassen. Er stößt Schreie aus, rudert stark mit den Armen.«

Reflexion: Beide Geschwister profitieren voneinander. Für Magnus ist die Schwester eine Hilfe, das plötzliche Verschwinden der Mutter zu ertragen. Für Lena ist er ein Trost, wenn sie sich dem Zorn der Mutter ausgeliefert, also schutzlos fühlt. Die Idee – die uns Erwachsene an die Urszene erinnert –, Magnus soll auf ihrem Bauch liegen, könnte an die unbewusste Sehnsucht nach der vorgeburtlichen Körperwahrnehmung anknüpfen, fest ummantelt zu sein. Gleiche oder ganz ähnliche Inszenierungen, sich selbst dem Baby oder sich das Baby auf den Bauch zu legen, konnten in mehreren Beobachtungen zwischen ganz jungen Geschwistern beobachtet werden. Immer ging die Initiative nicht vom Baby aus.

Ihre Freude über das geschwisterliche Miteinander weckt in dieser Beobachtung der Mutter Erinnerungen an die eigene Kindheit. Mit Bedauern spricht sie erstmals von sich als »Einzelkind«, dem die Erfahrung des geschwisterlichen Miteinanders fehlt. Die Beobachterin sieht darin einen der Gründe, weshalb die Mutter ihre Kinder immer wieder wertend vergleicht und ihre Unterschiedlichkeit nicht anerkennen kann. Auch war ihr aufgefallen, dass die Mutter kaum fähig war, ihre Liebe zwischen beiden Kindern aufteilen zu können, und ihrem Mann vorwarf, im Alltag zu kurz zu kommen. Vermutlich begrenzte ihre Fähigkeit, eigenen Neid und eigene Eifersucht ertragen, aushandeln oder sublimieren zu können, ihre mütterliche Fähigkeit solche Gefühle bei ihren Kindern zu mildern.

4. Beziehungsmodalitäten: Nachahmung (Imitation) – Ansteckung (Inspiration) – Identifikation und geteilte Gefühle (Empathie)

1. *Nachahmen* (imitieren) des Geschwisterverhaltens: Gibt es wirklich eine unmentalisierte Imitation? Oder verschafft die Nachahmung auf einfache Weise ein befriedigendes Gefühl, nicht allein, sondern dem Anderen nah zu sein, etwas übernehmen, lernen zu können über Bewegungen, Töne, Handlungen? In der folgenden Szene scheint das Baby nicht nur eine Handlung nachzuahmen, sondern eine Erfahrung zu internalisieren und sich somit mit seiner Schwester zu identifizieren.

> »Rike (4 Jahre) sitzt am Küchentisch und löffelt ihr Morgenmüsli. Tim (6 Monate) sitzt in seinem Babystuhl ihr gegenüber. Er schaut bewegungslos mit glänzenden Augen nur Rike an. Er öffnet seinen Mund immer, wenn sie den Löffel in ihren Mund hineinschiebt. Er wirkt fasziniert, völlig versunken. Seine Mutter, die ebenfalls in der Küche hantiert, beachtet er nicht.«

Oder das Baby kann sich etwas abschauen vom großen Geschwister, Gefühle nachahmen, wie *Ruth*:

»Sie wälzt sich im Ställchen, strampelt wie die kleine Schwester im gleichen Rhythmus. Es wirkt frei und gelöst. Ihre Schwester hängt mit leuchtendem Blick an ihr und wirft ihre Beinchen noch höher.«

Hier profitieren beide voneinander: Ruth kann noch einmal ins Babyleben eintauchen. Die kleine Schwester wird bestärkt in ihrer Beinaktivität. Vielleicht, weil sie sich gespiegelt fühlt.

»Der vierjährige Boris klettert auf der Holzleiter nach oben in sein Bett. Der kleine Willi beobachtet ihn ganz genau und versucht dann die gleichen Bewegungen an der Leiter zu wiederholen. Zornig schreiend rüttelt er an den Stäben, als ihm das nicht gelingt.«

2. *Ansteckung und Inspiration:* Das kleine Geschwister kann auch genutzt werden, sich von Gefühlen oder Ideen anstecken zu lassen:

»Paul (10 Monate) haut auf den Tisch und sein Bruder (8 Jahre) greift es begeistert auf. Seine Stimmung scheint sich aufzuheitern [...] Paul streicht über die Tischplatte und schlägt danach mit der flachen Hand drauf. Der Bruder greift es wieder auf. Ein gemeinsamer Rhythmus kommt für kurze Zeit auf.«

»Nina (fast 3 Jahre alt) tobt auf der Hüpfematratze. Dennis (12 Monate) versucht es ihr nachzutun, so gut er kann. Erst fällt er plump, aber angefeuert durch das Hopsen der Schwester, wiederholt er es immer wieder und es wird flüssiger. Beide jauchzen und lassen sich immer wieder in die Kissen fallen. Auch als Nina die Matratze verlässt, hopst Dennis weiter.

Dennis machte, inspiriert von der Begeisterung seiner Schwester – es wirkt, als sei ein Funke übergesprungen –, ganz nebenbei einen Fortschritt in seiner Koordination und Unabhängigkeit.

3. *Erleben mit dem Geschwister zu teilen* kann helfen, sich zu entlasten und schwierige Situationen zu überstehen oder Freude und Dankbarkeit zu vermehren.

Nach einem Streit mit dem Vater, den Mutter und Vater heftig untereinander weiterführen und dabei die Kinder gänzlich aus den Augen

> verlieren, ziehen sich beide Geschwister (6 Jahre und 16 Jahre) in die Fensternische zurück. Behutsam schieben sie sich gegenseitig die Löffel mit Apfelmus in die weit aufgesperrten Münder. Die Beobachterin ist entsetzt, wie sich die Kinder behelfen.

> Die Schwester (2,5 Jahre) ist verreist zur Oma, der kleine Justus (11 Monate) vermisst sie, er sucht sie klagend in der Wohnung, krabbelt zu ihrem Bett, holt sich ihren Teddy. Er ist traurig. Die Eltern können ihn nur begrenzt trösten. Beeindruckend ist, wie er Klänge und Geräusche mit seiner Schwester verbindet. Er lauscht mittags auf ihre Schritte, krabbelt zur gewohnten Zeit zur Tür. Abends zieht er ihre Spieluhr auf. Die Beobachterin erlebt, wie er mit den Duplosteinen seiner Schwester versucht, den von ihr gewohnten Rhythmus übernehmend, auf dem Boden sie laut herbei zu trommeln. Er ›spielt sie‹ bzw. evoziert sie, die nicht da ist, als Klangobjekt. Es scheinen erste Ansätze für einen kreativen Umgang mit Trauer und Verlust zu entstehen.

Klang spielt auch eine Rolle in einer anderen Geschwisterbeziehung:

> Hier geht es darum, dass das ältere Kind seine Wut und Angst wegen des unerträglichen Dauerstreits seiner Eltern schrill schreiend ausstößt und die kleine Schwester dies aufnimmt. Beide stehen sich gegenüber und schauen sich an und die Schreie fliegen hin und her. Scheinbar macht ihnen der Schrei-Dialog Spaß, aber in der Gegenübertragung der Beobachterin kommen dumpfes Unbehagen und ein Angstgefühl auf, was einige Wochen später, als der Vater die Familie verlässt, Bestätigung findet.

Geteilte Freude lernen wir im letzten Beispiel kennen:

> Am Ende der Beobachtung – sie dauerte nur ein Jahr – besteht der große Bruder (3 Jahre) beim letzten Treffen darauf, dass man mit dem Frühstück auf die Beobachterin warten müsse. Auch wenn sie immer nur zusah, war sie für ihn ein Teil der Familie geworden. Eine Person, die die Familie begleitete durch schwere Zeiten, denn Jante, der kleine Bruder (heute 1 Jahr 2 Wochen alt) kam mit einer Gaumenspalte auf die Welt, die mehrmals operiert werden musste und vom

älteren Bruder Rücksichtnahme verlangte. Sie beachtete ihn, nahm immer seine Mitteilungen und Wünsche freundlich entgegen, ohne sie auszuagieren. Nach der plastischen OP ist Jante die Flaschenernährung immer noch der liebste Weg, was den Eltern zunehmend Sorgen bereitet.

»Ich soll von Anfang an beim Frühstück dabei sein […] ›Zum Spaß‹ röstet er mir heute einen Toast, den er später selbst aufisst. Die Mutter versucht den älteren Sohn zu überzeugen, von der ungesunden Nougatcreme zu lassen und das Pflaumenmus zu probieren. Offenbar nutzt die Mutter nochmals die Chance meiner Anwesenheit für diesen Erziehungsschritt. Währenddessen trinkt Jante aus seiner Flasche. Jante streicht sich selbst mehrmals über seine rechte Kopfseite. Ich frage mich: Kann er so die Auseinandersetzung besser ertragen? Der große Sohn beißt schließlich in das Musbrot. Jante beobachtet ihn genau.

Er stellt die nicht ausgetrunkene Flasche ab, schaut über den Tisch zu mir, lächelt mich an, als wolle er sagen: ›Schön, dass Du da bist.‹ Er nimmt nun wie der Bruder ein Stück Musbrot und schafft es zum ersten Mal zielsicher das Brot in den Mund zu führen, abzubeißen und mit Mühe runterzuschlucken. Stolz wendet sich der Große an die Beobachterin: ›Kann er schon!‹ Die Beobachterin ist dankbar, diesen Entwicklungsschritt noch miterleben zu dürfen.«

5. Gefühle: Neid, Eifersucht, Begehren, Liebe, Hass

Neid und Eifersucht gehören ebenso wie Liebe und Hass oder explodierende Lebenslust zum Spektrum der frühen Geschwisterbeziehung (Diepold, 1988; Seiffge-Krenke, 2001; Sohni, 2014 [2011]). Diese Gefühlszustände sind Teil der ersten existenziellen Konstellation, die die Lösung des Babys aus dem fusionären Sein und seiner damit verbundenen Seins-Angst betrifft, wie auch später präödipal, wenn es einen Platz auf der Welt, an der Brust verlangt (oraler Neid). Und schließlich sind sie Teil der ödipalen Weiterentwicklung, wenn das Ich-Du-Mutter/Vater-Dreieck und das Elternpaar bewusster wahrgenommen werden und die damit verbundene Angst aufkommt, ausgeschlossen zu sein. Liebevoll-solidarische oder feindselig-rivalisierende Geschwisterbeziehungen beeinflussen wesentlich, wie diese Angst aufgenommen und erkannt wird als Eifersucht, überwunden wird durch Kreativität und als Ansporn oder verleugnet wird durch Rückzug, Phantasmen.

Dazu einige Sequenzen aus der Beobachtung von Bert. Er ist das zweite Kind seiner Eltern. Die Schwester ist 1,6 Jahre älter.

»Beide Kinder hängen an der Mutter. Bert (9 Monate) in ihrem Arm, Anne auf ihrem Rücken. Schließlich wird Bert von ihr abgesetzt. Da bringt Anne ein kleines Plüschtier, mit dem sie Bert zart im Gesicht kitzelt. Er lacht, dadurch angespornt wird Anne immer doller, sodass die Mutter sie bremsen muss. Sie lenkt sie ab, zeigt ihr, wie sie Holzteile aus einem Eimer auffädeln kann. Anne ahmt alles nach und freut sich über den Erfolg […] Bert verfolgt das fasziniert, […] die Mutter geht […] er will zu Anne hin, rückt näher und kippt dabei den Eimer um. Anne haut ihm mit der Hand auf den Kopf, rafft die Gegenstände und verschwindet aus dem Zimmer. B. reagiert gelassen.«

Reflexion: Während Anna mit ihrem oralen Neid ringt, nimmt Bert alles auf, was von der Schwester kommt, weil er sich in der engen körperlichen Stillbeziehung zur Mutter gehalten (»genährt«) fühlt.

Einige Wochen später kann er intensiver Annes Aktionen nutzen.

»Bert steht Mutter und Anne gegenüber am Couchtisch und verfolgt mit dem Blick, wie beide kneten. Nach einer Weile legt er seinen Kopf auf beide Ärmchen und schaut zu, scheint es durchaus zu genießen. Als die Mutter wieder rasch aus dem Zimmer läuft, klagt er laut und versucht zur Schwester und an die Knete zu gelangen. Es entwickelt sich ein kleiner Kampf. Bert versucht ausdauernd immer wieder ihr die Knete aus der Hand zu nehmen, bis die Mutter zurückkommt.«

Im elften Lebensmonat »geht es laut und wild zu, sobald Anne auftaucht, ihn jagt, fängt, drückt. Bert gickst laut, gerät zunehmend in lustvolle Erregung. Wenn sie ihn festhält, strampelt er sich frei […] Er sitzt im Holzwagen und wird von Anne geschoben. Er ist glücklich und lacht, sitzt stolz aufrecht. Als die Mutter mit der Tochter wegen der Wildheit schimpft und die Tour unterbricht, schleudert er das, von der Mutter angebotene Ersatzauto kraftvoll weg und krabbelt wieder zur Schwester. Die Mutter geht und Anne lässt ihren Ärger über die Mutter an Bert aus und nimmt ihm seine Spielsachen. Aber er holt sie sich wieder, kämpft sogar mit Anne […] Als die Mutter später mit Anne ein Buch anschaut und er nicht mitmachen darf,

> holt er sich die Holzente auf Rädern und später ein ähnliches Buch, mit dem er zufrieden allein hantiert.«

Reflexion: Bert ist weiterhin ein begeisterter Mitspieler, aber auch eigenständiger geworden. Da er sich noch in der Stillbeziehung befindet, fühlt er sich durch den Ausschluss vom Mutter-Schwester-Paar nicht verstoßen, sondern kann in seiner Buchbetrachtung eine Gemeinsamkeit evozieren, die ein Beziehungsdreieck aufrechterhält.

In der Beziehung zwischen den beiden Kindern zeichnet sich in den nächsten Monaten immer deutlicher ein Wechsel zwischen Rivalität und Solidarität ab.

> Im 18. Lebensmonat »will er einen Eimer, den sie gerade hat, beide zerren. Anne schubst den Bruder, beide fallen hin. Die Mutter schimpft mit Anne. Bert geht zu ihr hin, legt sich auf sie, deutet einen Kuss an; offenbar will er sie trösten. Dann wälzen sich beide umarmend auf dem Boden herum, geraten schnell in Erregung und Bert zerrt Anne an den Haaren. Diesmal schimpft die Mutter mit ihm. Erst als der Vater eintritt, findet Bert etwas Ruhe bei ihm.«

Reflexion: In der Dreiersituation Bruder-Schwester-Mutter wird der orale Neid zwischen den Kindern nicht ausreichend mentalisiert, weil die begrenzende Mutter eher polarisierend als ausgleichend handelt. Die Kinder versuchen sie auszuschließen, indem sie sich zusammentun. Die gemeinsame Erregung und ihr aggressives Ende könnten Ausdruck des unaufgelösten Ausgangsproblems sein. Als der Vater die Bühne betritt, scheint das Dreieck zu zerfallen, weil B. sich bei ihm aufgehoben fühlt.

Wie sich Eifersucht und Neid auf das Geschwister durch Kreativität mildern lassen, zeigt das folgende Beispiel:

> »Rike (4,5 Jahre), Till (5 Monate) und ihre Mutter sitzen am Frühstückstisch. Till schaukelt auf dem Schoß vor und zurück. Rike blickt ihre Mutter streng an. ›Du darfst ihn nicht so weit vorbeugen lassen, sonst stößt er sich.‹ Sie hantiert mit der Milch und löffelt lustlos. Till beugt sich wieder Richtung Kaffeetasse nach vorn. Die Mutter hält ihn sanft zurück. ›Er spiegelt sich doch in der Tasse, siehst du das denn nicht‹, meint die Mutter nur. Als Till fortfährt, die Tasse erhaschen zu wollen, schimpft Rike ihn mit alter Stimme: ›Na ja, was soll denn das

schon wieder, was gibt es denn so interessantes.‹ Nun mahnt die Mutter Rike: ›Komm, nun reicht es, iss mal.‹ Till rappelt auf dem Schoß und sucht schließlich die Brust. Er saugt kräftig. Die Mutter schaut ihn dabei an. Nun scheint die Eifersucht Rike endgültig voll gepackt zu haben. Sie schimpft über den Kakao und dass sie nicht mehr weiteressen könne und dass sie jetzt wisse, was sie besseres essen könne. Sie schiebt einen Stuhl in die Küche und holt oben aus einem Schrank Tabletten, die sie mit viel Aufwand aus der Folie löst, fallen lässt, suchen muss. Sie will auch für Till die Tablette vorbereiten, aber die Mutter verbietet ihr dies. Trotzdem küsst Rike Till heftig, der noch an der Brust trinkt, auf die Wange. ›Jetzt bekommst Du deine Tablette.‹ Sie legt einen Löffel mit der Tablette vor Till. ›Nein, das mache ich selbst‹, ruft die Mutter. Till wirkt zwar gestört, trinkt aber wieder weiter. Rike streift nun durch den Raum. Hüpft auf die Truhe. ›Da darfst du nicht rauf, hat Papa gesagt.‹ Ich bemerke, wie meine Aufmerksamkeit sehr stark auf Rike gerichtet ist und ich Till fast aus den Augen verliere. Till strahlt jetzt die Mutter zufrieden an, spielt noch ein wenig mit der Brustwarze, bis ihn die Mutter an die Schulter lehnt. Er blickt nach draußen ins Schneetreiben. Die Mutter küsst ihn auf den Hals. Er lacht ein wenig, aber der Blick richtet sich jetzt nach innen. Rike schimpft mit der Mutter: ›Was legst du ihn so an diese Beule (die Brust war noch frei)?‹ ›Das ist doch keine Beule.‹ Die Mutter schiebt die Brust unter den Pullover. Rike ergreift nun einen Tennisball auf dem Tisch und wirft ihn mehrmals in die Luft. Sie wird gemahnt aufzuhören. Die tritt etwas weg und knallt ihn mir scharf über den Tisch zu. Ich bin erschrocken, kann ihn aber fangen, lege ihn auf den Nachbarstuhl mit den Worten: ›Ich finde, das ist zu gefährlich. Mit dem Ball könntest du vielleicht draußen oder oben spielen.‹ Daraufhin ruft die Mutter: ›Ja, du hast doch gehört, entweder du ziehst dich an und gehst raus oder du gehst nach oben.‹ Rike zieht sofort los. Bald tönt oben aus ihrem Kinderzimmer eine Märchenkassette. Entspannung tritt ein. Rike kommt nach unten, fragt, ob sie Pappe zum Malen bekommen kann. Die Mutter gibt sie ihr. Sie wolle einen Osterhasen malen. Ihre Stimmung scheint wieder ausgeglichen zu sein. Sie wirkt wieder organisierter.

Später, als Till in seinem Bettchen liegt, schaut die Mutter nach Rike. Sie findet sie dort mit einem Berg von Bildern mit Blumen und Hasen. Rike ist sehr beschäftigt an ihrem Schreibtisch und stolz auf ihre Werke.«

Reflexion: Wir erleben deutlich Rikes Eifersucht, mit der sie sich in den Mittelpunkt rückt. Sie »weiß« nun selbst, was sie zu Essen braucht, da sie ja die Brust nicht bekommen kann. In der grenzsetzenden Intervention der Beobachterin, die ihr abstinentes Verhalten verlässt, wird ein väterlicher Aspekt eingeführt. Wird hier ein unbewusster Wunsch aller agiert, den Rike am deutlichsten spürte und umsetzte? Die Rolle des Vaters ist nicht klar und die Mutter ist mit ihm unzufrieden. Sie verhält sich gegenüber Rikes Eifersucht unscharf. Offenbar konnte Rike den Kampf zwischen Identifikation mit der Mutter und der Verfolgung des Nebenbuhlers in dieser Situation zugunsten eigener Kreativität entscheiden und vielleicht für sich einen Weg finden, Tills Anwesenheit zu akzeptieren, obwohl die Mutter Rikes Ängste nicht containen konnte. Vermutlich, da sie selbst in ihrer Kindheit kein Containment für ihre Ängste hatte.

Es ist erstaunlich, dass wir einige Geschwister beobachteten, die, obwohl selbst noch im Kleinkindalter, in triadischen Situationen ihre Eltern kritisieren und – sich zugleich mit dem Nachgeborenen soldarisierend – ihr Mitgefühl zeigen, trösten, zärtlich sind oder ein Paar bilden. Es könnte also sein, dass sie sich temporär mit dem jüngeren Geschwister identifizieren und nicht mit einem Elternteil. Die Eifersucht und die damit verbundenen feindseligen Impulse, die mit der Ankunft eines neuen Geschwisters (als Produkt unendlichen Vergnügens der Eltern) aufkommen, richten sie also auf die primären Bezugspersonen Mutter und/oder Vater, während das Geschwisterkind als imaginierter Partner geschont wird.

> »Mama wird von der vierjährigen Klara belehrt: ›Du verstehst T. nicht. Aber ich verstehe die Babysprache.‹«

> »Als die Mutter wieder versucht Emil mit dem Löffel zu füttern, fährt B. sie an: ›Wieso machst Du das? Das mag er nicht, weißt Du doch.‹«

> »Weil der Vater den großen Sohn rügt, dreht sich der kleine Sohn (13 Monate) von ihm weg und bringt dem Bruder seinen Teddy. Beide stehen sich eng gegenüber, als gäbe es den Vater nicht«.

Besonders neidischen oder eifersüchtigen Geschwistern begegnen wir, wenn die Eltern dazu neigen, kompetitiv Schwangerschaft, Geburt, Entwicklungstempo, Temperament der Kinder zu vergleichen. Sie tun dies, wie wir beobachten konnten, vermutlich unbewusst, laufend nonverbal im Tonfall, gestisch-mimisch oder durch kleine Handlungen, die wie Versagungen wirken. Da über diese Kommunikationskanäle die Kinder besonders aufnahmefähig sind, mildern verbale Äußerungen wie »Mein Schatz«, »Mein Süßer«, »Ach, Du armes Kind, Du kannst ja nichts dafür«, das elterliche Urteil kaum.

Solches Verhalten, das Anders-Sein des Anderen nicht zu akzeptieren, fördert die neidische Rivalität (und persekutorische Angst) in den Kindern, verstellt ihnen die Möglichkeit, sich mit einem anderen Objekt zu identifizieren, das sie lieben, bewundern, imitieren können (vgl. Klein, 1957). Die solcherart begrenzte neue Quelle für Freude und Dankbarkeit behindert die empathische Einfühlung in den Anderen. Damit geht eine Chance verloren, mit weniger Angst und Groll (depressive Position) die Realität, elterliche Zuwendung teilen zu müssen, zu bewältigen.

Oft leiden BeobachterInnen intensiv unter *bewertenden* Eltern. Sie berichten, dass es sie schmerzt, dass sie es »kaum aushalten« können; sie werden traurig oder aggressiv gereizt gegenüber den Eltern. Ihre inneren Gefühlsbewegungen geben uns einen Einblick darin, was – und vermutlich noch heftiger – die Geschwisterkinder in ihrer abhängigen Position von den Eltern erleben.

6. Ambivalenz

Geschwisterbeziehungen sind ambivalent und so voller Widersprüche wie keine andere menschliche Beziehung. In den vorangegangenen Beispielen begegneten wir dieser Ambivalenz. Einzigartig intensiv kommen in der Geschwisterbeziehung ambivalente Gefühle, ambivalentes Verhalten auf, weil es so schwierig ist, das Gefühl der Verdrängung (vom Mutterschoß) zu ertragen, ebenso die Erkenntnis, dass es Paare (wie das Vater-Mutter-Paar oder das Geschwister-Mutter/Vater-Paar usw.) gibt. Diese Tatsachen können vom Kind sowohl bekämpft als auch akzeptiert werden.

In der Beobachtung treffen wir auf die erste gelebte Ambivalenz in der Regel gegen Ende des ersten Lebensjahres, vermutlich, wenn es ausreichend Fähigkeiten im Kind für das Konzept von einem Anderen mit autonomen Absichten gibt. Wenn also Getrenntsein nicht mehr verleugnet werden muss, das betrifft die einzelne Person, das Elternpaar, Geschwister und sich selbst als Personen. Was sich angesichts der Reifung nicht umgehen lässt, weil das Baby zunehmend laufen, beißen, sprechen kann. Der (ständige) Positionswechsel dreht sich immer um die Elternbeziehung bzw. um das Dreieck: Ich – meine Geschwister – meine Mutter/mein Vater. Entscheidend ist, inwieweit es dem Baby oder dem Geschwister möglich ist, sich mit einem Elternteil zu identifizieren und aus dieser inneren Position heraus auf die anderen zu schauen.

7. Intrusive Identifikation – eine spezifische Geschwisterdynamik

Im letzten Abschnitt möchte ich auf eine geschwisterliche Beziehungsdynamik eingehen, die nicht selten Irritation bei den Erwachsenen hervorruft.

Es handelt sich um innige Begegnungen des großen Geschwisters mit dem Kleinen, die ohne Unterbrechung freundlich *und sanft* beginnen, sich dann in *Erregung* wandeln und schließlich *in einen körperlichen Angriff* umschlagen, ohne dass ein äußerer Einfluss dazu beigetragen hätte. Sieht man nur flüchtig und parteiisch auf die beiden, dann wird die anfängliche Zärtlichkeit als Zuneigung zum Baby und der Angriff als sadistischer Impuls gegenüber dem Rivalen angesehen, weil er die Mutter wegnimmt.[8]

Das scheinbar rätselhaft-bizarre Verhalten ruft in der Regel in den Erwachsenen heftige Empörung hervor, weil seine gemeine Tücke und Sadismus unerträglich sind. »Das ist doch nicht das Kind, das ich kenne.« Der Impuls, das ältere Kind mit gleichem Verhalten zu strafen, ist kaum zu bremsen. Oft werden solche aggressiven Attacken als Ambivalenz unter Geschwistern zwischen Rivalität und Solidarität, Neid und Dankbarkeit interpretiert. Diese Erklärung ist unbefriedigend, weil sie voraussetzt, dass das ältere Geschwister das Baby als ganze Person wahrnimmt und seine Gefühle sich auf das hier und jetzt beziehen.

Beobachten wir die Szene jedoch genau und in Abstinenz, erschließt sich uns ein anderer Verlauf. Wir sehen zuerst selbstverständliche, leicht daherkommende, manchmal spielerische Handlungen. Sie vereinen in sich sensorische *Erfahrungen* und *Fantasien vom Eindringen in den Anderen*, die zur Vereinigung/Symbiose wie auch seiner Kontrolle führen.

---

8 Einen ähnlichen Ablauf zeigt ein Baby gegenüber der Mutter, wenn sich seine zärtlich-verträumte Geste plötzlich in eine heftige Attacke wandelt: aus Streicheln wird Kneifen oder Haare-Reißen. Oder aus Saugen wird ein Biss, aus lustvollem Anstrampeln werden heftige Tritte in Mutters/Vaters Leib. Es wird als Versuch oral-sadistischer Einverleibung des Primärobjekts oder Teilobjekts interpretiert, um die bestehende sinnliche Fusion zu erhalten.

Die anfangs zärtliche Geste – sanftes Streichen oder Streicheln bzw. Küssen oder Lecken des Babygeschwisters – betrifft unbedeckte Körperteile wie Kopf, Gesicht, Hände und Füße. Es sind intensive *sensorische* Erfahrungen. Die zärtliche Geste wandelt ihren Charakter. Sie wird zur monoton-mechanischen Bewegung. Sie scheint das ältere Geschwister wohlig zu *erregen* und in einen *träumerischen* Zustand oder lustvolle Trance zu führen. Das Kind ist ganz versunken in diese Erregtheit, nach außen wie abgeschottet. Es wirkt so, als werde das gestreichelte Baby nicht mehr als lebendiges Objekt, sondern zunehmend als eine Oberfläche oder ein Gegenstand wahrgenommen, an dem man sich mit angenehmen Reizen erregen kann. In diesen Trancezustand schießt blitzschnell ein Angriff auf das Baby; in der Regel kurz und brutal: das Baby bekommt einen Schlag, wird gekniffen, an den Haaren gerissen, gebissen. Das große Geschwister verbleibt seltsam unberührt vom Schmerzensschrei des Babys. In der Handlungsspirale wiederholt es den gleichen Ablauf, »erwacht« schließlich, scheint sich zu besinnen und verlässt die Bühne, wenn nicht vorher bereits herbeigeeilte Erwachsene das Zusammensein beendeten.

Ich möchte die Sequenz aus einer anderen Position mithilfe eines prototypischen Beobachtungsbeispiels untersuchen. Lena und Magnus und ihre Familiensituation haben wir bereits kennen gelernt. Beide Kinder sind allein im Zimmer:

> »Lena (18 Monate alt) wendet sich dem zwei Monate alten Babybruder M. mit einer freundlichen Geste zu. Sanft streichelt sie immer wieder Köpfchen und Gesicht. Ihr anfänglich leuchtender Blick wird stumpf, wie nach innen gerichtet. Die monotone Bewegung scheint sie in Trance zu versetzen. Plötzlich mit einem raschen Griff kneift sie den Bruder in die Wange. Fast scheint sie zu erschrecken, zögert, dann kneift sie ihn wieder. Das Baby schreit auf. Die Mutter eilt herbei. Sie schimpft: ›Du hast ihm weh getan. Das weißt Du schon. Soll ich das mal mit Dir machen?‹ Lena steht erstaunt, wie unbeteiligt neben dem Bruder, als gehöre sie nicht hierher. Dann wischt sie flüchtig über seinen Kopf und geht.«

Die Beobachterin ist entsetzt und zugleich ratlos, weil sie sich in diesen Umschwung nicht einfühlen kann. Wieso ist Lena dem Buder gegenüber plötzlich so aggressiv, so gemein gewesen?

Reflexion: Man könnte die Interpunktion[9] nun so setzen, dass man Lenas sanftes Streicheln als Liebesgeste gegenüber dem Bruder ansieht, deren *sinnlich-erregende* Qualität (Streicheln der Haut) zunehmend selbstbefriedigend *(masturbatorisch)* wirkt und in Lena eine *Fusionsfantasie* mit der inneren Mutter *aktiviert*. Um diese Fusion mit der inneren Mutter aufrechtzuerhalten, muss in sie gewaltsam eingedrungen werden. Ihr Kneifen (in anderen Fällen beißen, treten, bohren ...) ist der Versuch, in ihre innere Mutter gewaltsam einzudringen. Der reale Babybruder ist für Lena lediglich ein verfügbarer Austragungsort, als Person spielt er keine Rolle mehr. Die gewaltsame Grenzverletzung wird getragen von der intrusiven Fantasie, so in das Innere der inneren Mutter zu gelangen, in ihr zu leben und sie zu beherrschen. Diese Verschmelzungsfantasie hilft gegen die Getrenntheit und Orientierungslosigkeit: »Wo bin ich seit der Geburt des Geschwisters?« »Wo ist mein Ort? Habe ich ihn verloren?« Der Affekt richtet sich nicht auf den Bruder, der gehasst wird, sondern es soll das Phantasma einer Fusion mit der inneren Mutter möglich werden. Hilfreich war mir bei diesen Überlegungen Meltzers Gedanke der »intrusiven Identifikation« als Kommunikationsform (vgl. Meltzer, 2005 [1992]), die dann eingesetzt wird, wenn in die reale Mutter nicht ausreichend eingedrungen werden kann. Eine klare Zusammenfassung dieser Theorie gibt Mätzler:

> »Es entsteht ein durch die masturbatorischen Phantasien omnipotent gewordenes Leben in einer inneren Welt. Von der Art und Weise des Eindringens hängt es schließlich ab, auf welche Weise die inneren Objekte gebildet werden können und inwieweit diese wiederum dazu in der Lage sind, in Kommunikation mit der Außenwelt zu treten. Die inneren Teilobjekte sind das Ergebnis der kindlichen Erfahrungen mit seinen Körperöffnungen im Zusammenhang mit der äußeren mütterlichen Welt, mit ihrer Art der Beziehungsaufnahme zum Kind sowie mit der Beschaffenheit der Pflegevorgänge. In dieser Beziehung werden im günstigsten Fall formale Qualitäten der Mutter introjiziert, die – nachdem sie Bedeutung erhalten haben – wieder externalisiert werden können [...]. Im schlechteren Fall reduziert sich der Modus des Eindringens auf die körperliche Versorgung

9 Interpunktion setzen bedeutet, nicht nur Anfang und Ende der Sequenz zu betrachten, sondern sie in Etappen zu unterteilen, um so die Wandlung von Lenas emotionalem Zustand nachzuverfolgen.

> und wird dadurch für das Kind zum rätselhaften, bedeutungslosen Auslöser von Körpersensationen. Existenzielle Ängste erhalten keine Bedeutung und müssen daher auf andere Weise gebunden werden. Da die bedeutungs- und formgebende, sowie die angstbindende Kommunikation mit der Außenwelt nicht oder zu wenig stattfinden kann, und daher ein ›Eindringen‹ in die äußere Mutter nicht oder nicht ausreichend möglich ist, wird die ›gesunde‹ Kommunikation durch das Eindringen in die teilobjekthafte ›innere Mutter‹ ersetzt« (Mätzler, 2010, S. 3).

Meltzer bewertet offenbar die intrusive Identifikation als eine »ungesunde Kommunikation«. Es braucht noch mehr genaue Beobachtung solcher zuvor geschilderten Szenen; aber ich vermute, dass alle Kleinkinder ihr Baby-Geschwister auch dafür benutzen, über diesen intrusiven Weg ihr Fusionsphantasma mit dem inneren Elternobjekt zu festigen. Dieser Modus gehört vermutlich in das natürliche Spektrum früher Kommunikation. Wenn er allerdings überwiegt und das Erleben des realen Trennens und Verbindens ersetzt und die damit verbundenen Ängsten umgeht, dann würde die intrusive Identifikation zur pathologischen Abwehr.

Dies könnte im folgenden Beispiel der Fall sein:

Das Geschwisterkind ist bereits im Schulalter. In der Familie geht es strukturlos zu. Von den Eltern geht weder ein eindeutiges Nein noch ein eindeutiges Ja aus. Beide kämpfen überwiegend damit, das Chaos ihrer Beziehung und im Alltag zu ordnen und sich zu verständigen. Für die Kinder bleiben wenig Geduld und Einfühlung:

> »Kurt (10 Jahre) kommt vom Fußballtraining ins Zimmer gestürmt, wirft sich vor Melanie (5 Monate) auf den Boden über sie, umschlingt sie, küsst sie zärtlich auf Wange, Hals, Gesicht. Seine Küsse auf den Mund werden immer bedrängender, als wolle er Melanie die Luft nehmen. Aber sie lacht laut, scheint sich von dem heftigen Bruder nicht bedroht zu fühlen.«

Es bleibt offen, ob die Schwester die Übererregung noch nicht wahrnimmt, ob sie sich noch nicht dagegen wehren kann und anpasst.

> Eine Woche später »umfasst er, als Melanie auf dem Schoß der Mutter liegt, den Kopf der Schwester, küsst sie auf den Hals, Kinn, Stirn, Hände, Füße. Dann guckt er sie stark fixierend an und Melanie

guckt zurück. Er streckt die Zunge halb heraus, trompetet vibrierende Pupstöne heraus. Melanie amüsiert sich. Aber in zunehmendem Maße werden seine Luftstöße ekstatischer, immer heftiger, feuchter, mit Spucke durchmischt. Er kommt ganz dicht an Melanie heran. Sie zeigt, dass sein Atmen und seine Töne sie ängstigen. Auch die Mutter wird ärgerlich und verbietet es ihm. Er lässt es und kommt mit einer Sprudelflasche zurück, die er auf den Boden fallen lässt. Als die Mutter verlangt, er solle das Wasser aufwischen, schmeißt er den Lappen der Mutter wütend entgegen. Die Mutter wirft ihn zurück und er murmelt: ›Du bist faul.‹ «

Reflexion: Man könnte Kurts Küsse, mit denen er die Schwester an sich fesseln will, als Konkurrenzansage gegenüber der Mutter ansehen sowie als Ausdruck seines ödipalen Begehrens und seiner Eifersucht. Er möchte selbst den Platz auf ihrem Schoß einnehmen. Sieht man im monotonen Kontaktspiel mit dem Mund jedoch die sinnlich(-masturbatorische) wiederbelebte Früherfahrung mit dem Teilobjekt Mutterbrust(warze), könnte die rücksichtslose Annäherung an die Schwester Ausdruck intrusiver Identifikation sein, also der Scheinwelt (Phantasma) in der Brust zu leben oder eine abwesende Brust angreifen, kontrollieren zu können. Der Schwesterkörper dient ihm lediglich als Austragungsort.

Melanie ist fast zehn Monate alt, als der Vater die Familie plötzlich verlässt. Die Mutter ist »nur noch ein Schatten«. Auch Kurt leidet, denn es gab viele alltägliche Berührungspunkte mit dem Vater, obwohl ihre Beziehung oft angespannt war. Die Beobachterin schildert, wie Kurt im Kinderzimmer zunehmend in Erregung gerät, während er über Melanie hinwegkugelt, ihren Körper verdreht, die Beine nach oben zerrt und für Interventionen der Mutter unzugänglich ist, weitermacht, sich wieder auf die Schwester schmeißt, sie rumschleppt. Melanie scheint nichts von den Gefahren zu spüren und lacht. Manchmal wirkt sie teilnahmslos.

Reflexion: Sie scheint ihm als Objekt zu dienen, gewaltsam eine Fusion, diesmal vermutlich mit dem inneren Vater, herzustellen. Die Beobachterin empfindet, dass in Kurts Umgang mit Melanie eine gewisse Ähnlichkeit mit dem des Vaters sichtbar wird, als sie noch ganz klein war. Sie empfindet, dass Kurt »etwas mörderisches im Umgehen mit Melanie« hat. Sie ist außer sich.

Es sind selbstverständliche, leicht daherkommende, manchmal spielerische Handlungen, die für den/die Außenstehende/n plötzlich umschlagen in Grausamkeit und Sadismus. Sie vereinen in sich sensorische *Erregung* sowie *Fantasien vom Leben im Anderen.* Wenn wir von dieser doppelten Funktion ausgehen, lassen sich »bizarre« Verhaltensweisen unter Geschwistern und das Scheitern direkter Interventionen durch Erwachsene besser verstehen. Beide Funktionen werden kommuniziert in und an den verschiedenen Körperregionen und -öffungen:

- über Mund und Augen vorne oben, wie durch Blickwechsel, Schreien, Rufen, Spucken, Beißen, Saugen, Küssen, Lecken
- über das Genitale vorne unten, wie durch Berühren, Treten gegen das Genitale, Hopsen, Schwingen, Wiegen
- über den Anus hinten und vorne unten, wie durch Urinieren, Pupsen, Kacken, Kackgesänge, Kackspiele
- über den ganzen Körper wie durch Weglaufen und Fangen, Verstecken, Suchen und Finden

In die Ausdeutung der frühen geschwisterlichen Aktivitäten sollten wir deshalb neben Imitation, Inspiration, Identifikation, Empathie, Rivalität, Solidarität auch die intrusive Identifikation einbeziehen.

Zusammenfassung

Abschließend möchte ich einige Hypothesen zur Bedeutung/Wirksamkeit der frühen Geschwisterbeziehung vorstellen, die aus Material der teilnehmenden Säuglingsbeobachtung nach Esther Bick abgeleitet wurden.

Hypothese 1: Der/die teilnehmende BeobachterIn kann, weil sie sich (abstinent) zurückhält, Einblicke in Gefühle und Beziehungdynamiken zwischen den Kindern gewinnen, die im konventionellen Erwachsenen-Kind-Kontakt verborgen bleiben.

Hypothese 2: Welche Gefühle das Geschwisterkind hauptsächlich dem Baby entgegenbringt, wird dadurch geprägt, wie erreichbar die Eltern in der gelebten Eltern-Kind-Beziehung für das Geschwisterkind sind. Elterliche Paarbeziehung, ihre biografischen Vorerfahrungen und ihre Phantasmen über das jeweilige Kind sind weitere Einflüsse.

Hypothese 3: Die Beziehung zu den Eltern, besonders zur Mutter, unterscheidet sich wesentlich von der zu seinen Geschwistern, weil diese vom Baby von Anfang an eindeutig als Andere erlebt werden.

Hypothese 4: Die Kommunikation zwischen Baby und Geschwister ist intensiv, eindeutig, unverstellt und direkt. Je jünger das Geschwisterkind ist, desto unverstellter ist die Verbindung.

Hypothese 5: Die Geschwister können auf ganz unterschiedliche Weise voneinander profitieren. Durch Imitation, Inspiration, Identifikation und Empathie können sie in Freundschaft und Feindschaft voneinander lernen und sich anspornen.

Hypothese 6: Eine besondere Kommunikationsform ist die intrusive Identifikation. Sie zeigt sich in bizarr-ambivalentem Verhalten des Geschwister gegenüber dem Baby, das sowohl der Erregung als auch der intrusiven Identifikation zur Verstärkung der Fusionsfantasie mit dem inneren Mutter(-Vater)-Objekt dienen.

Literatur

Bick, E. (1964). Notes on Infant Observation in Psychoanalytic Training. *International Journal of Psychoanalysis, 45*, 558–566.

Bion, W.R. (1990 [1962]). *Lernen durch Erfahrung*. Suhrkamp.

Bürgin, D. (1999). *Triangulierung: Der Übergang in die Elternschaft*. Schattauer.

Diepold, B. (1988) Psychoanalytische Aspekte von Geschwisterbeziehungen. *Praxis der Kinderpsychologie und Kinderpsychiatrie, 37*, 274–280.

Freud, A. (1980). *Die Schriften der Anna Freud, Bd. III*. Kindler.

Israel, A. (2018). Die Entwicklung von Selbstkohärenz entlang von Genährtwerden, Verdauen, Ausscheiden. *Jahrbuch der Kinder- und Jugendlichen-Psychoanalyse*, 36–57.

Israel, A. (2024). Beobachten lernen – ein kreativer Prozess. In A. Israel & C. Enriquez de Salamanca (Hrsg.), *Beobachten lernen – ein kreativer Prozess. Intimität, Rhythmen, Entwicklungsräume. Jahrbuch für teilnehmende Säuglings-und Kleinkindbeobachtung 2024* (S. 29–46). Psychosozial-Verlag.

Klein, M. (1957). Neid und Dankbarkeit. Eine Untersuchung unbewußter Quellen. In dies., *Gesammelte Werke, Bd. III* (S. 279–358). frommann-holzboog.

Lazar, R., Lehmann, N., Häußinger, G. (1986). Die psychoanalytische Beobachtung von Babys innerhalb der Familie. In J. Stork (Hrsg.), *Zur Psychologie und Psychopathologie des Säuglings*. frommann-holzboog.

Lazar, R. (2000). Erforschen und Erfahren: Teilnehmende Säuglingsbeobachtung. *Z Analytische Kinder-und Jugendlichen-Psychotherapie, 108*(4), 399–417.

Maiello, S. (2007). Säuglingsbeobachtung als Lernerfahrung in der psychoanalytischen Ausbildung. *Analytische Kinder-und Jugendlichen-Psychotherapie, 135*(3), 335–349.

Maiello, S. (2015). Säuglingsbeobachtung als Lernerfahrung in der psychoanalytischen Ausbildung. In G. Häußler (Hrsg.), *Psychoanalytische Säuglingsbeobachtung und Säuglings-Kleinkind-Eltern-Psychotherapie* (S. 51–64). Brandes & Apsel.

Mätzler, K. (2010). Vom Leben im Inneren der »Inneren Mutter«. *psychoanalyse. ästhetik. kulturkritik, 30*(1), 82–100.
Meltzer, D. (2005 [1992]). *Das Claustrum. Eine Unterschung claustrophobischer Erscheinungen.* Edition Diskord.
Meltzer, D. (2003). The Claustrum. An Investigation of Claustrophobic Phenomena. *Werkblatt – Zeitschrift für Psychoanalyse und Gesellschaftskritik, 50*(1), 59–65.
Miller, L. (2014). Reflections on the observations of infants and early sibling relationships. In D. Hindle & S. Sherwin-White (Hrsg.), *Sibling matters: A psychoanalytic, developmental, and systemic approach* (S. 115–129). Karnac.
Seiffge-Krenke, I. (2001). Geschwisterbeziehungen zwischen Individuation und Verbundenheit: Versuch einer Konzeptualisierung. *Praxis der Kinderpsychologie und -psychiatrie, 50*, 421–439.
Sohni, H. (2014 [2011]). *Geschwisterdynamik* (2. Aufl.). Psychosozial-Verlag.
Solnit, A. J. (1983). The siblings experience – Introduction. *Psychoanalytic Study of Child, 38*, 281–284.

How abstinence in infant observation helps to understand early sibling relationships

Summary: Participatory infant observation, in which the observer remains passive, provides insights into feelings and relationship dynamics, especially between young siblings, which remain hidden in conventional encounters between adults and children. The feelings that a young sibling has towards the infant are influenced by how accessible the parents are to the sibling in the parent-child relationship. The relationship between the parents, their biographical experiences and fantasies about the child in question are further influencing factors. The relationship with the parents, especially with the mother, differs significantly from that with siblings, as the baby clearly perceives them as different, autonomous persons from the very beginning. Examples from observation show that communication between babies and young siblings is intense, clear, authentic and direct. The younger the sibling, the more authentic the connection. Siblings can benefit from each other in very different ways. Through imitation, inspiration, identification and empathy, they can learn from each other and spur each other on in friendship, enmity and ambivalence. They are also useful for experiencing strong emotions such as envy, jealousy, love and gratitude. The younger sibling can be used for intrusive identification to achieve a fusion with the inner mother object. From this perspective, the sudden change in the older sibling's behaviour towards the younger sibling, from tenderness to excitement to violent behaviour and unsuccessful interventions by adults, would make sense.

Keywords: participatory infant observation, early sibling relationship, early learning modalities, intrusive identification, fusion fantasy

Biografische Notiz

Agathe Israel, Dr. med., ist Fachärztin für Psychotherapeutische Medizin, Psychiatrie/Neurologie und Kinder- und Jugendpsychiatrie, Psychoanalytikerin für Erwachsene, Kinder- und Jugendliche, Lehranalytikerin und Supervisorin (DGPT, VAKJP) sowie Dozentin am Institut für analytische Kinder- und Jugendlichen-Psychotherapie – Esther Bick in Berlin.

Abstinenz und Containment in der psychoanalytischen Babybeobachtung und Therapie

Gertraud Diem-Wille

Jahrbuch für teilnehmende Säuglings- und Kleinkindbeobachtung 2025, 119–131
https://doi.org/10.30820/9783837933901-119
https://www.psychosozial-verlag.de/jtskb

Zusammenfassung: In meinem Beitrag soll auf das Spannungsverhältnis von Abstinenz und Containment im therapeutischen Prozess hingewiesen werden. In der psychoanalytischen Ausbildung ist der Erwerb der theoretischen psychoanalytischen Konzepte sowie ein Lernen aus Erfahrung zentral. Als besondere Lernmethode soll auf die psychoanalytische Säuglingsbeobachtung nach Esther Bick hingewiesen werden und anhand von Beobachtungsprotokollen dieser Lernprozess über das Verhältnis von Containment und Abstinenz dargestellt und diskutiert werden. Die Anwendung im therapeutischen Prozess wird anhand einer Falldarstellung erläutert.

Schlüsselwörter: Containment, Eltern-Kleinkind-Therapie, psychoanalytische Babybeobachtung, Kindertherapie

Zur Bedeutung der Abstinenz im psychoanalytischen Verständnis

Die Interaktion von Therapeut/in und Patient/in unterscheidet sich von alltäglichen Gesprächen. In der Alltagskommunikation geht es um einen Austausch von Eindrücken, Erlebnissen und Befindlichkeiten, die spontan oder durch jeweilige Fragen des Gesprächspartners/der Gesprächspartnerin geäußert werden. Das Ziel ist es, mit der anderen Person zu sprechen, einander kennenzulernen oder nur höfliche Bemerkungen auszutauschen.

Im therapeutischen Setting geht es jedoch darum, einen Rahmen zu schaffen, um die innere Realität des Patienten zu erforschen, um die inne-

© Psychosozial-Verlag GmbH & Co. KG, Gießen · www.psychosozial-verlag.de

ren Muster, die zu Angst, psychischen Störungen und inneren Konflikten geführt haben, kennenzulernen und zu bearbeiten. Das Ziel der Psychoanalyse ist es, die menschliche Psyche besser zu verstehen, um Menschen mit psychischen Erkrankungen oder Problemen helfen zu können, die eigene Persönlichkeit weiterzuentwickeln. Es geht um das Bewusstmachen unbewusster Ängste und Konflikte. Sobald unbewusste Motive bewusst werden, Ängste erkannt und besprochen werden, kann die Person neue Lösungswege wählen und aktuelle Probleme bewältigen. Es geht darum, für den Patienten/die Patientin und seine/ihre Erzählung einen Raum zu schaffen. Es fällt Anfänger/innen am Anfang nicht leicht, Pausen auszuhalten, und zu warten, bis der Patient/die Patientin über sich sprechen kann. Auch nach einer einleitenden Frage des Therapeuten/der Therapeutin wie etwa »Was führt Sie zu mir?« oder »Was kann ich für Sie tun?« fällt den Ausbildungskandidat/innen das Warten oft schwer. Eine angehende Therapeutin formulierte diese Gesprächssituation mit »dann lässt man den Patienten zappeln«. Sie hat das Abwarten als aggressiven Akt der Therapeutin interpretiert, und das Warten als »Zappeln-Lassen« definiert. Kann die Kandidatin lernen, eine einladende Haltung einzunehmen und dabei einen psychischen Raum des Aufnehmens in der Therapeutin entstehen zu lassen? Falls den Patient/innen das Erzählen sehr schwerfällt, kann durchaus noch eine einladende Bemerkung zum Erzählen erfolgen.

Das heißt, dass die Persönlichkeit des Patienten/der Patientin und seine/ihre innere Welt im Zentrum der Aufmerksamkeit der Therapeutin/des Therapeuten steht. Die Grundregel der freien Assoziation lautet, dass der Patient/die Patientin seine/ihre Einfälle (Assoziationen), auch wenn sie peinlich, belanglos oder trivial erscheinen – so wie sie spontan in der Therapiestunde auftauchen –, erzählen soll. Der Psychoanalytiker/die Psychoanalytikerin versucht mit einer »freischwebenden Aufmerksamkeit« zuzuhören und den verborgenen Sinn zu erfassen, die er/sie dann in einer Deutung mit dem Patienten/der Patientin teilt (Freud & Breuer, 1895d, S. 63; Laplanche & Pontalis, 1982, S. 77). Die Art und Weise, wie der Patient/die Patientin auf die Deutung reagiert, wird die Psychoanalytikerin/den Psychoanalytiker als Zustimmung oder Ablehnung ihrer/seiner Deutung verstehen. Ist der Zeitpunkt passend und die Formulierung des Verstehens der unbewussten Dynamik hinter der Erzählung so formuliert, dass sie dem Patienten/der Patientin den Zusammenhang deutlich macht, so kann er/sie zustimmen. Bei einer »richtigen Deutung« können die Widerstände und die Verleugnung der psychischen

Realität aufseiten der Patientin/des Patienten jedoch so stark sein, dass er/sie die Deutung nicht annehmen, nicht darauf eingehen kann, sie ignoriert oder sie ablehnt. Betty Joseph betont die Handhabung der Reaktion des Patienten/der Patientin auf die Deutung sowie die Gegenübertragung der Analytikerin/des Analytikers als wichtige Technik des Verstehens (Joseph, 1994a [1978], 1994b [1982], 1994c [1983]). Michael Feldman (2009, S. 47) führt Josephs genaue Analyse des analytischen Prozesses von Moment zu Moment weiter und betont, wie wichtig es ist, das emotionale Involviert-Sein des Analytikers/der Analytikerin im Auge zu behalten. Er schreibt in »Projective identification: the analyst's involvement«: »[T]he nature of the involvement by the analyst that the patient seems to require as an essential component of the defensive use of projective identification.« Er meint, der Analytiker /die Analytikerin mache einen Fehler, wenn er/sie sich in der Rolle als »unbeteiligte/r Beobachter/in« des Abwehrsystems seiner/ihrer Patient/innen sieht. Das sei unmöglich, da er/sie immer emotional involviert und daher ein Mitspielen (»Enactment«) unvermeidbar sei. Deshalb sei es von großer Bedeutung dieses Involviert-Sein mitzudenken.

Zum Verständnis der besonderen analytischen Haltung ist Bions Modell vom »Container/Contained« essenziell. Um diese Haltung zu erlernen, sich von dem Geschehen emotional berühren zu lassen, ohne selbst aktiv einzugreifen, sondern es aufzunehmen, emotional zu verdauen und es dann in sprachlichen Beschreibungen mitzuteilen, ist erfahrungsorientiertes Lernen zentral.

Es geht also darum, im analytischen Prozess nicht nur zuzuhören, was der Patient/die Patientin sagt, sondern emotional aufzunehmen, wie er/sie es sagt und was er/sie damit meint (Containment). Gleichzeitig geht es um das Registrieren der Auswirkung des Gehörten auf die Gefühle der Analytikerin/des Analytikers. Wenn es im Verstehensprozess zu einer Hypothese über die Dynamik der inneren Welt des Patienten/der Patientin kommt, wird diese in Form einer Deutung dem Patienten/der Patientin angeboten. Wieder geht es dabei nicht nur um die Mitteilung, sondern auch darum, welche Auswirkung das auf den Patienten/die Patientin hat. Es ist wichtig, dass die Analytikerin/der Analytiker ihre/seine Gefühle von denen des Patienten/der Patientin getrennt hält, um in der Lage zu sein, über die Gegenübertragungsgefühle nachzudenken.

Um genaues prozesshaftes Beobachten zu erlernen, wird die psychoanalytische Babybeobachtung nach Esther Bick angeboten.

Lernmethode der psychoanalytischen Babybeobachtung

Die psychoanalytische Beobachtung hilft der Beobachterin/dem Beobachter, eine psychoanalytische Haltung zu entwickeln, indem sie/er die verbale und nonverbale Kommunikation zwischen allen anwesenden Familienmitgliedern aufnimmt. Die Beobachtung erfordert Offenheit, auch die kleinsten Details zu sehen, indem die Beobachterin/der Beobachter nicht aktiv eingreift, sondern still beobachtet. Manchmal ist die Beobachterin/der Beobachter entsetzt, wie stark sie innerlich auf die Beobachtung reagiert. Sie/er lernt, eine »trianguläre Position« (v. Kietzling, 2005) einzunehmen, indem sie/er in der Lage ist, zu beobachten, was zwischen Mutter und Baby vor sich geht und zureichend getrennt bleibt, um in der Beobachter/innenrolle zu bleiben (»to dis-identify enough to retain the observer role«, Crick, 1997, S. 252). Israel (2007, S. 37ff.) beschreibt den Einfluss der Säuglingsbeobachtung nach Esther Bick auf die Grundhaltung des Therapeuten/der Therapeutin und die psychoanalytische Säuglings-Kleinkind-Eltern-Psychotherapie vor allem als die Fähigkeit, wirklich beobachten zu lernen und sich nicht in die Mutter-Kind-Beziehung einzumischen, sondern die besondere Dynamik und deren Auswirkung auf die Psyche des Kindes zu verstehen. Es gibt auch kritische Stimmen, wie die von Ludwig-Körner (2017, 2024), die die Gefahren der psychoanalytischen Babybeobachtung betonen, wenn die Beobachterin auf das Baby nicht reagiert. Ludwig-Körner schlägt stattdessen ein gemeinsames Betrachten von Videos mit Mutter-Kind-Interaktionen vor. Die beschriebenen Sequenzen einer psychoanalytischen Beobachtung ermöglichen den Leser/innen, sich selbst ein Bild von dieser Lernmethode zu machen.

Zur Illustration der speziellen Situation ein Beispiel einer Babybeobachtung nach Esther Bick.[1] Es ist die elfte Beobachtung. Falco[2] ist drei Monate alte, er ist der erste Sohn. Die Mutter ist zu Hause beim Kind. Die Beobachterin beschreibt die Begrüßung in ihrem Protokoll:

> Falco liegt auf einer dicken Fitnessmatte vor der Couch am Boden, das Holzgestell mit bunten Dingen über ihm […] Er trägt einen Strampler, seine Beine sind jedoch aus dem Strampler ausgefädelt und nackt, was er sehr zu genießen scheint.

1 Ich danke Frau Isabella Köhler für die Bereitstellung ihrer Beobachtung von dem Baby, das ich Falco genannt habe.

2 Die Namen wurden verändert.

Auf das »Hallo« der Beobachterin blickt er sie an, lächelt und wendet sich dann wieder konzentriert seinem Spielzeug zu. Genau beschreibt sie, wie er konzentriert mit den Armen nach dem über ihm hängenden Spielzeug schlägt, dabei ganz schnell und aufgeregt atmet und seine Lippen spitzt.

> Er konzentriert sich sehr und ist dabei ganz vertieft. Wenn Falco das Spielzeug trifft, dann mit seiner linken Hand, die rechte scheint noch nicht so treffsicher zu sein.

Die Mutter dreht ihn auf den Bauch. Falco schaut immer wieder kurz die Mutter oder die Beobachterin an, widmet jedoch seine ganze Aufmerksamkeit den Untersetzern, die neben ihm liegen. Behutsam und geschickt unterstützt die Mutter seine Bewegungen beim Umdrehen, hilft ihm, die Arme nach vorne zu geben. Sie dreht ihn so, dass er die Beobachterin anschauen kann.

> »Schau mal, wer da auf Besuch ist. Die Isabella ist da.« Die Mutter dreht Falco so, dass er mich anschauen kann. Er hebt den Kopf und lächelt mich an.
>
> Beobachterin: »Hallo, so tüchtig bist du.«
>
> Falco liegt so eine Weile und zieht immer wieder die Knie ein wenig unter seinen Körper. Die Mutter hält ihre Hand an die Fußsohlen, sodass er dagegen drücken kann. Als Falco recht bald ein wenig unruhig wird und einmal quengelt, sagt sie zu ihm: »Reicht es wieder? Na komm, dann drehen wir dich um.« Sie gibt ihm ein wenig Hilfestellung. Falco dreht sich jedoch nicht weiter, also hilft die Mutter ihm, bis er auf dem Rücken liegt. »Einmal hat er sich in der Nacht im Bett schon gedreht, aber wohl eher zufällig«, sagt die Mutter
>
> Beobachterin: »Oh wow, echt.«

Diskussion: Die Beobachterin fühlt sich in ihrer Rolle sicher, obwohl sie sich währenddessen immer wieder selbst ermahnen muss, die Erzählung der Mutter nicht zu kommentieren oder Fragen zu stellen, um sich ganz dem Beobachten widmen zu können.

Falco bezieht die Beobachterin durch seinen Blickkontakt und ein Lächeln in sein Spiel mit ein. Wenn Falco vor Freude lacht, ist es so ansteckend, dass auch die Beobachterin mit lacht und ihre Bewunderung über seine Fähigkeiten ausdrückt. Falco und seine Mutter scheinen den Besuch der Beobachterin als Ausdruck ihres Interesses zu verstehen und zu genießen. Sie schenkt dem Baby ihre ungeteilte Aufmerksamkeit, lebt mit und zeigt ihre Gefühle durch ihre Mimik und kurzen Kommentare. Sie fühlt sich einbezogen und nicht ausgeschlossen. Wir in der Seminargruppe verstehen seine wachsame Aufmerksamkeit und sein unermüdliches Erforschen seiner Umgebung als Ausdruck einer sicheren Bindung zur Mutter, die ihm Geborgenheit vermittelt und ihn die Welt erforschen lässt. Er weicht nicht ängstlich zurück oder muss sich durch repetitive Bewegungen selbst beruhigen, wie es Kinder mit Hospitalismus tun. Sein Spielen und sein Die-Welt-erforschen-Wollen sind Zeichen der Aktivität, sein Blickkontakt und sein Lächeln zeigen seine Hinwendung zur Welt. Die Beobachterin ist für Falco in den elf Beobachtungen schon zu einer vertrauten Person geworden, die er immer wieder anschaut und anlächelt.

Die Interaktion zwischen Mutter und Baby zeigt die Merkmale eines Dialogs, wie es Stern (1994) beschrieben hat. Die Beobachterin greift nicht ins Spiel ein, gibt keine Ratschläge, sondern ist in der Lage, nicht nur die äußere Realität, sondern auch die in ihr aufsteigenden Gefühle und Impulse zu registrieren, ohne sich zu Aktivitäten hinreißen zu lassen. Selbstreflexive Gedanken werden im Protokoll kursiv geschrieben.

Diese Fähigkeiten sind in der therapeutischen Beziehung mit dem Therapiekind erforderlich, wobei die Therapeutin die Aufgabe hat, ihre Beobachtungen in Deutungen dem Kind anzubieten, ihm zu helfen, sich selbst zu verstehen.

Sequenz aus einer Kindertherapie

Das siebenjährige Mädchen, das ich Elvira nenne, wurde in Therapie gebracht, weil es in der Schule nicht sprechen konnte und sich von sozialen Kontakten zurückzog (selektiver Mutismus) (vgl. Magagna, 2012).

> »Aus der 7. Therapiestunde[3]
>
> Schon bei der Beschreibung, wie die Mutter Elvira zur Therapie bringt, fällt die Sprachlosigkeit der beiden auf.
>
> Die Mutter schiebt sie sanft ein Stück ins Vorzimmer. Elvira schaut die

3 Ich danke Frau Alber für die Erlaubnis aus ihren Therapieprotokollen zu zitieren.

Therapeutin an, ihre Zunge hängt heraus. Ihre Mutter zieht ihr wortlos die Haube ab, öffnet ihr die Jacke. Elvira lässt das wortlos geschehen, schaut manchmal ihre Mutter an, manchmal zu mir. Die Mutter sagt: ›Tschüss Elvira. Bis dann‹.«

Diskussion: Die verbale Kommunikation zwischen der siebenjährigen Elvira und ihrer Mutter ist auf ein Minimum beschränkt. Die Mutter sagt »Tschüss«, ohne Abschiedskuss oder einen Bezug zum Wiederkommen beim Abholen herzustellen. Elviras Mund und Zunge sind ständig in Bewegung, aber es kommt kein Laut heraus.

Die Verabschiedung geht schnell, die Mutter dreht sich um und geht, Elvira bleibt stehen, die Zunge schiebt sie die Lippen entlang.

Diskussion: Die Aufgabe der Therapeutin ist es, die emotionale Situation des Therapiekindes aufzunehmen, sie emotional zu verdauen und sie dem Kind in Worten zu beschreiben, bewusst zu machen. Besonders bei deprivierten Kindern, deren Eltern aus verschiedenen Gründen nicht in der Lage gewesen waren, ihren Kindern dieses Containment zu ermöglichen, bedürfen solcher korrigierender Erfahrungen. Bei Kindern mit Mutismus, die sich aus der verbalen Kommunikation zurückgezogen haben (Magagna, 2012), ist eine enge verbale Begleitung durch die Therapeutin besonders wichtig, jedoch ohne das Kind durch Fragen zu bedrängen.

Im Verbatim Protokoll beschreibt die Therapeutin die folgende Sequenz folgendermaßen:

> »Therapeutin: Hallo Elvira, schön, dass du wieder da bist. (Ich mache eine einladende Geste in den Therapieraum.) Komm doch rein.
>
> Elvira zögert ins Therapiezimmer zu kommen, sie bleibt stehen und bewegt weiterhin ihre Zunge und manchmal die Arme mit Vor- und Rückwärtsbewegungen.
>
> Therapeutin: Hm, Du überlegst noch, ob du reinkommen oder doch hierbleiben magst.
>
> Elvira schaut die Therapeutin an und grinst.
>
> Therapeutin: Weißt du was, ich gehe mal voraus und lasse die Türe offen. Du kannst dann in Ruhe überlegen, was du tun möchtest. (Ich setzte mich auf einen Stuhl in der Nähe der Türe, ohne Elvira direkt anzuschauen. Elvira bewegt sich im Türrahmen, lehnt sich ein Stück vor, dann wieder zurück. Mal streckt sie ihren Kopf in den Raum, mal ihre Beine, ihre Arme, dann den ganzen Körper.) Ich kommentierte das jeweils: »Oh, jetzt sehe ich

deinen Kopf, deine Beine, jetzt bist du wieder draußen« etc. Elvira findet das lustig und lacht immer wieder laut. Sie kommt ganz herein, zieht sich aber wieder zurück, was ich mit den Worten begleite: ›Jetzt bist du fast ganz da, und jetzt bist du wieder weg‹. Plötzlich steht sie ganz im Raum; ich sage: ›Schön, dass du es hereingeschafft hast.‹

Elvira nimmt zwei Autos aus ihrer Box, malt ein Herz auf ein Blatt, schneidet es aus und legt es auf die beide Autos.«

Diskussion: In der Supervisionsgruppe wird betont, wie hilfreich es für Elvira ist, dass die Therapeutin warten konnte und zugleich emotional nahe bei Elvira blieb. Auch ein direktes Anschauen wäre von Elvira vermutlich als eindringend erlebt worden und hätte sie zu einem Rückzug bewogen. Diese hat die Situation des Hereinkommens rasch in ein Spiel verwandelt, das an ein Fort-da-Spiel[4] denken lässt. Beschreibt Elvira vielleicht die Trennungen und das Zusammenkommen mit der Therapeutin – sie unternimmt ca. sieben Versuche hereinzukommen, gefolgt von Trennungen? Die beiden zusammengestellten Autos stehen vermutlich für Elvira und die Therapeutin, die nun eng beisammen sind. Ihre Freude über das Zusammensein drückt Elvira durch das gezeichnete Herz aus, das sie auf die beiden Autos legt.

Für die junge Therapeutin ist es schwer zu glauben, dass das schweigsame Kind schon so rasch eine intensive positive Übertragung zu ihr hergestellt hat. In Kindertherapien, bei denen das Kind sich erstmals in seinem Leben verstanden (contained) und emotional angenommen fühlt, kommt es häufig zu raschen, intensiven Übertragungsreaktionen zur Therapeutin.

Die Erfahrung als Beobachterin half der Therapeutin von Elvira, sich eine Vorstellung von ihr als Baby zu machen, von ihrer Beziehung zur Mutter, die vielleicht nicht in der Lage gewesen ist, ihr Baby durch eine sprachliche Begleitung Halt und Geborgenheit zu vermitteln. Esther Bick betont diese Dimension, wenn sie schreibt:

»I thought this [observation] is important for many reasons but perhaps mostly because it would help the students to conceive vividly the infantile experience of their child patients, so that when, for example, they started the

4 Das Spiel erinnert an Freuds Enkel, der die Zwirnspule wegwirft (symbolisch das Weggehen der Mutter zeigt) und heranzieht (das Wiederkommen der Mutter ausdrückt) (vgl. Freud, 1920g).

> treatment of a two-and-a-half years' child they would get the feel of the baby that he was and from which he is not so far removed« (Bick, 1968, S. 98).

Im weiteren Stundenverlauf kann Elvira nun ihre Wünsche und Bitten an die Therapeutin mit Worten ausdrücken, sie sagt: »Bau eine Garage!« Statt den Wunsch gleich zu erfüllen, beschreibt die Therapeutin, was geschehen ist. Sie sagt: »Jetzt hast du die Steine mit so viel Kraft ausgeleert, jetzt sind sie alle da und bereit und du bist nicht sicher, wie du anfangen sollst.« Nach einer Pause sagt Elvira: »Ich weiß nicht, wie das geht. Mach Du!«

Therapeutin: »Okay, dann starte ich mal.« Sie nimmt einen Baustein, setzt ihn hin, dann nimmt sie noch einen, dann greift Elvira auch nach einem und setzt ihn neben den der Therapeutin. Die Therapeutin sagt: »Ah, du machst auch mit.« Es entsteht ein Rhythmus, einmal Elvira and einmal die Therapeutin.

Diskussion: Es ist der Therapeutin gelungen, zu warten, bis Elvira ihren Wunsch formulieren kann; sie konnte ihr Zeit geben, bis sie gemeinsam die Garage bauen. Ungewöhnlich rasch kann Elvira in der Therapie wieder ihre Sprache finden, da sie bis dahin nur zu Hause gesprochen hat. Die Erfahrung des Abwartens und Zuschauens bei der psychoanalytischen Beobachtung kann die Therapeutin nutzen, nicht ungeduldig zu werden oder »pädagogische Aufforderungen« und Vorschläge zu formulieren, sondern wirklich das zu beschreiben, was im Hier-und-Jetzt der Stunden passiert: Sie können in guter Kooperation gemeinsam eine Garage für die beiden Autos bauen. Elviras Aussage, dass sie »nicht weiß, wie das geht«, müssen wir ernst nehmen. Vermutlich ist eine Kooperation zwischen ihr und der Mutter nicht in dieser Weise möglich, es ist eine neue Erfahrung für sie, die ihr Freude bereitet.

Abschließend soll auf die Lernebenen beim Beobachten und ihrer Anwendung im therapeutischen Setting eingegangen werden.

Bedeutung der direkten Babybeobachtung für die therapeutische Praxis

Zusammenfassend sollen jene Punkte angeführt werden, die Erfahrungen aus der Babybeobachtung in der Kindertherapie zu nutzen, die in zahlreichen Veröffentlichen diskutiert werden (Pretorius, 2024; Diem-Wille, 2024; Ocková, 2024; Klauber, 2024).

Offenheit für multiple Perspektiven

Durch die Beobachtung der Eltern-Baby-Kleinkind-Interaktionen in den ersten beiden Lebensjahren entsteht eine Vertrautheit mit der prozesshaften Beschreibung des Ausdrucks der Gefühle und Interaktionen, wobei die Persönlichkeit des Babys im Mittelpunkt steht. Der australische Psychotherapeut Campell Paul schreibt: »Responding to the baby as a person shifts the view of the baby as object towards seeing the baby as intentional and seeking to be in relationship« (Paul & Thomson-Salo, 2014, S. 8). Der Beobachter/die Beobachterin entwickelt ein Verständnis für die unausgesprochenen Gefühle und wie sie vom Kind interpretiert werden.

Bedeutung des Settings

Es erfordert ein besonderes Geschick, die Rahmenbedingungen der Beobachtung in der beobachtenden Person und in der Familie einzuführen. Es ist wichtig, in der Beobachter/innenrolle zu bleiben, emotional mitzuschwingen, ohne Aufgaben zu übernehmen, Kommentare und Empfehlungen zu machen. Die Haltung der beobachtenden Person ist getragen von Respekt, einem Enthalten von Beurteilungen und Interesse an allem, was im Leben des Babys geschieht. Die intensive emotionale Anteilnahme bei einer gleichzeitigen Abstinenz von jeder Form der Steuerung ermöglicht es zugleich, sich auch als innerer Beobachter/innere Beobachterin der eigenen wachgerufenen Gefühle ernst zu nehmen. In der Therapie sind klare Rahmenbedingungen wichtig, die in den Vorgesprächen mit den Eltern vereinbart werden.

Intensive Gefühle wahrnehmen und darüber nachdenken

Das schriftliche Festhalten der Beobachtung in Protokollen, die eine genaue Beschreibung des Geschehens ohne theoretische Erklärungen oder kritische Bewertungen beinhalten, ermöglicht die Erfahrung, wie hilfreich das Schreiben für das Verdauen und Ordnen intensiver Gefühle ist. Das Beschreiben des therapeutischen Prozesses ermöglicht es der Therapeutin/dem Therapeuten, über das Geschehen zu reflektieren, es zu ordnen und Zusammenhänge zu sehen.

Anteilnahme, gleichzeitige Abstinenz und Sich-Getrennthalten ermöglichen dem Therapiekind seine/ihre Wünsche und Gefühle, seine/ihre Neugierde und Angst in der Interaktion und im Spiel zu zeigen. Sehr kreativ können Kinder, so wie Elvira, komplexe Zusammenhänge im Spiel darstellen. Durch das Abwarten der Therapeutin im Therapiezimmer konnte Elvira jeweils nur einen Körperteil (Arm, Fuß, Kopf) zeigen, näherkommen und wieder zum Verschwinden bringen – wir verstehen das als bildhaften Ausdruck der Trennungserfahrungen zwischen den Therapiestunden. Statt Fragen zu stellen ermöglicht das anteilnehmende Abwarten eine Darstellung der emotionalen Situation des Kindes. Ähnlich wie in den Beobachtungsprotokollen werden beschreibende Deutungen gegeben, die dem Kind zeigen, dass die Therapeutin ihre Kommunikation verstanden hat.

In dem klinischen Beispiel konnte gezeigt werden, wie hilfreich die Erfahrungen bei der Babybeobachtung sind, nicht nur um die Entwicklung der Persönlichkeit des Babys sowie der Eltern bei der neuen Aufgabe der Betreuung des Babys zu verstehen, sondern auch die subjektive Erfahrung der Beobachterin, ihre eigenen, aktualisierten Gefühle zu erkennen und zu reflektieren.

Literatur

Bick, E. (1968). Notes on infant observation in psychotherapeutic training. *International Journal of Psychoanalysis, 45*, 558–566.

Crick, P. (1997). Mother-baby observation. The position of the observer. *Psychoanalytic Psychotherapy, 11*(3), 245–255.

Diem-Wille, G. (2024). From infant observation to parent-infant psychotherapy: how infant observation is applied to therapeutic work with parents and their children. *Infant Observation, 27*(2), 117–129.

Feldman, M. (2009). *Doubt, Conviction and the Analytic Process: Selected Papers of Michael Feldman (The New Library of Psychoanalysis)*. London: Routledge.

Freud, S. & Breuer, J. (1895d). *Studien über Hysterie. GW I*, 75–312.

Freud, S. (1920g). *Jenseits des Lustprinzips. GW XIII*, 1–69.

Israel, A. (2007). Psychoanalytische Behandlungs- und Entwicklungstheorien, In dies. (Hrsg.), *Der Säugling und seine Eltern. Die psychoanalytische Behandlung frühester Entwicklungsstörungen* (S. 11–60). Frankfurt: Brandes & Apsel.

Joseph, B. (1994a [1978]). Verschiedenartige Ängste und ihre Handhabung in der analytischen Situation. In dies., *Psychisches Gleichgewicht und psychische Veränderung* (S. 158–172). Stuttgart: Klett-Cotta.

Joseph, B. (1994b [1982]). Die Suche nach Todesnähe. In dies., *Psychisches Gleichgewicht und psychische Veränderung* (S. 189–206). Stuttgart: Klett-Cotta.

Joseph, B. (1994c [1983]). Über Verstehen und Nicht-Verstehen. Einige technische Fragen. In dies., *Psychisches Gleichgewicht und psychische Veränderung* (S. 207–226). Stuttgart: Klett-Cotta.

Kietzling, K. v. (2005) Rivalen oder Bündnispartner? Die Rolle der Eltern bei der analytischen Arbeit mit Kindern – Eine Einführung in das Themenheft. *Kinderanalyse, 13*(2), 113–122.

Klauber, T. (2024). One hour a week observing the baby. A lot or a little? *International Journal of Infant Observation and Its Applications, 27*(1), 61–69. https://doi.org/10.1080/13698036.2024.2441048

Laplanche, J. & Pontalis, J.-B. (1982). *Das Vokabular der Psychoanalyse. Erster Band*. Frankfurt: Suhrkamp.

Ludwig-Körner, C. (2017). Infant Observation nutzt dem Beobachter, nicht dem Säugling: Eine Antwort auf die Replik »Alle denken an das Baby« von Maria Knott. *Psyche, 71*(3), 260–262. https://doi.org/10.21706/ps-71-3-260

Ludwig-Körner, C. (2024). Some critical thoughts on Infant Observation and suggestions for alternatives. *Infant Observation. International Journal of Infant Observation and Its Applications, 27*(1), 50–60. https://doi.org/10.1080/13698036.2024.2429816

Magagna, J. (2012). Communicating without words. In dies. (Hrsg.), *The Silent Child. Communication without words* (S. 29–46). London: Karnac.

Ocková, L. (2024). Beyond words: making sense of what is seen and felt. Building on infant and young child observation in clinical work. *International Journal of Infant Observation and Its Applications, 27*(2), 154–165.

Paul, C. & Thomson-Salo, F. (2014). *The baby as a subject. Clinical studies in infant-parent therapy*. London: Karnac.

Pretorius, I. (2024). The value of direct child observation in a therapeutic parent-toddler group, for students of psychoanalysis. *International Journal of Infant Observation and Its Applications, 27*(2), 102–116.

Stern, D. (1994). *Mutter und Kind. Die erste Beziehung*. Stuttgart: Klett-Cotta.

Abstinence and Containment in the psychoanalytic Infant observation and psychotherapy

Summary: In my contribution, I will address the complex relationship between abstinence and containment within the therapeutic process. In psychoanalytic training, acquiring theoretical psychoanalytic concepts and learning from experience are central. As a special learning method, I will refer to psychoanalytic infant observation according to Esther Bick. I will present and discuss the learning process about the relationship between containment and abstinence on the basis of observation protocols. The application of these concepts to the therapeutic process will be illustrated by a case presentation.

Keywords: containment, parent-infant therapy, psychoanalytic baby observation, child therapy

Biografische Notiz

Gertraud Diem-Wille, ao. Univ.-Prof. i. R., Dr., ist Psychoanalytikerin und Lehranalytikerin für Kinder, Jugendliche und Erwachsene der Wiener Psychoanalytischen Vereinigung (WPV, IPA). Sie arbeitet in eigener Praxis in Wien. Sie ist Co-Leitung des Weiterbildungslehrgangs »Psychoanalytisch orientierte Eltern-Kleinkind Therapie« und »Psychoanalytisch-orientierte Säuglings-Kinder und Jugendpsychotherapie« mit Sabine Fiala-Preinsperger an der Wiener Psychoanalytischen Akademie. Veröffentlichungen zur Psychoanalytischen Entwicklungstheorie: *Die frühen Lebensjahre* (Kohlhammer, 2. Aufl. 2013), *Das Kleinkind und seine Eltern* (Kohlhammer, 2. erw. Aufl. 2009), *Latenz – Das »goldenen Zeitalter« der Kindheit* (Kohlhammer, 2015), *Pubertät. Die innere Welt der Adoleszenten und ihrer Eltern* (Kohlhammer, 2017), *Die innere Welt der Eltern. Psychoanalytische Perspektiven der Elternschaft* (Kohlhammer, 2024).

Psychoanalytische Babybeobachtung in der Türkei

Ethnopsychoanalytische Annäherung an deren institutionelle Entwicklung und kulturellen Kontext[1]

Hale Usak

Jahrbuch für teilnehmende Säuglings- und Kleinkindbeobachtung 2025, 133–173
https://doi.org/10.30820/9783837933901-133
https://www.psychosozial-verlag.de/jtskb

Zusammenfassung: Im vorliegenden Artikel werden zunächst die Entwicklungslinien der institutionell etablierten psychoanalytischen Babybeobachtung in der Türkei von den Anfängen bis heute nachgezeichnet. Da die Institutionalisierungsgeschichte nicht unabhängig von deren Protagonist*innen nachvollzogen werden kann, kommen drei Interviewpartner*innen aus der Türkei zu Wort, namentlich Taner Güvenir aus Izmir, Nergis Güleç und İnci Vural aus Istanbul. Die Autorin analysiert dabei auch die Prozesse in der Übertragung der Babybeobachtung anhand des ethnopsychoanalytischen Zugangs, nämlich in der kritischen Betrachtung von (unbewussten) Wechselwirkungen und Irritationen zwischen den Kulturen und institutionellen Dynamiken. Im zweiten Teil werden die kulturellen Spezifika im traditionell türkischen Kollektiv rund um Schwangerschaft, Geburt und frühe Mutter-Baby-Beziehung skizziert sowie kurze klinische Szenen aus der Praxis der Autorin aufgezeigt. Erfahrungswerte der Interviewpartner*innen und ein Fallbeispiel aus der türkischsprachigen Originalliteratur sollen zudem einen Einblick in die Anwendung der psychoanalytischen Babybeobachtung in der Türkei gewähren.

Schlüsselwörter: Babybeobachtung in der Türkei, Ethnopsychoanalyse, Institutionalisierungsgeschichte, kultureller Kontext

1 Dieser Artikel ist die kondensierte und leicht überarbeitete Version eines Forschungsprojektes an der Leopold-Franzens-Universität Innsbruck.

© Psychosozial-Verlag GmbH & Co. KG, Gießen · www.psychosozial-verlag.de

Einleitung

Die Entwicklungsgeschichte der institutionalisierten Psychoanalyse ist im internationalen Vergleich in muslimisch geprägten Ländern eher jung. Im Zuge der Globalisierungsprozesse in den 1990er Jahren wurde der Grundstein der institutionalisierten Psychoanalyse in einigen dieser Länder gelegt (vgl. El Shakry, 2017; Hartmann, 2007; Usak-Sahin, 2013). Interesse an der Psychoanalyse war jedoch schon zu ihrer Entstehungszeit gegeben und die Erforschung der (unbewussten) psychischen Prozesse sowie die Behandlung seelischer Leidenszustände weisen eine jahrhundertealte Geschichte in muslimischen Kulturräumen auf (vgl. Usak-Sahin, 2013; Usak, 2020, 2021, 2022).

Auch in der Türkei begann sich die Psychoanalyse ab den 1990er Jahren institutionell zu etablieren und hat gegenwärtig bereits Wurzeln geschlagen (vgl. Usak-Sahin, 2013). Neben zwei psychoanalytischen *Component Societies* der Internationalen Psychoanalytischen Vereinigung (Abkürzung IPA auf Englisch) in Istanbul, dem İPD (*İstanbul Psikanaliz Derneği*; Psychoanalytischer Verein Istanbul) und dem PSİKEİST (*İstanbul Psikanaliz Eğitim, Araştırma ve Geliştirme Derneği*; Verein für Psychoanalyse. Ausbildung, Forschung und Entwicklung Istanbul), ist auch ein Ausbildungsverein für psychoanalytische Psychotherapie in Izmir mit der Bezeichnung *Halime Odağ Psikanaliz ve Psikoterapi Vakfi* (Halime Odağ Stiftung für Psychoanalyse und Psychotherapie) zu verzeichnen.

Die psychoanalytische Babybeobachtung bildete in der Türkei ab den 2000er Jahren, relativ zeitgleich mit Institutionalisierungsbestrebungen der Psychoanalyse insgesamt, vermehrt den Fokus der Aufmerksamkeit von psychoanalytisch interessierten Fachpersonen aus dem psychologischen, psychiatrischen und pädagogischen Bereich. In Istanbul existiert aktuell ein Ausbildungsverein für psychoanalytische Psychotherapie von Kindern und Jugendlichen, der in seinem Curriculum die psychoanalytische Babybeobachtung nach Esther Bick verankert hat: der Verein İÇEPPD – *İstanbul Çocuk ve Ergen Psikanalitik Psikoterapi Derneği* (Verein für psychoanalytische Psychotherapie von Kindern und Jugendlichen Istanbul), angelehnt an die Standards der EFPP – *European Federation for Psychoanalytic Psychotherapy*.

Die vielfältigen kulturellen Ausprägungen des türkischen Kollektivs spielen im Verständnis der Babybeobachtungen in der Türkei, insbesondere für das interessierte Fachpublikum aus anderen Kulturen, eine gewichtige Rolle. Die kulturellen Dynamiken sind auch in den (unbewussten) Wechselbeziehungen der türkischen Kolleg*innen mit den Ausbilder*innen aus europäischen Ländern im Zuge der Institutionalisierungsgeschichte und -prozesse enthalten. Um diese sichtbar zu machen, gehe ich in der vorliegenden Arbeit nach ethnopsychoanalytischer Methode vor (vgl. Devereux, 2018; Hofstadler, 2012). Interpretationen der Interviews werden dabei durch kritische Analyse der Übertragungs- und Gegenübertragungsdynamik sowohl zwischen den Interviewbeteiligten als auch zwischen den europäischen und türkischen (Institutions-)Kulturen vorgenommen. Zudem werden dabei auch meine »Irritationen« als ethnopsychoanalytisch interessierte Forscherin im gesamten Forschungsprozess miteinbezogen (vgl. Nadig, 1992).

Die drei Interviewpartner*innen, die in der Anfangszeit der Entwicklung der psychoanalytischen Babybeobachtung eine wichtige Rolle spielten, sind:

- ➢ Doz. Dr. Taner Güvenir, Psychiater und psychoanalytisch orientierter Kinder- und Jugendlichenpsychotherapeut in Izmir und London. Interviewdatum: 29.12.2023.
- ➢ Nergis Güleç, (Kinder-)Psychoanalytikerin im *İstanbul Psikanaliz Derneği* (İPD; Psychoanalytischer Verein Istanbul) im Rahmen der IPA. Gründungsmitglied des İÇEPPD. Interviewdatum: 13.01.2024.
- ➢ İnci Vural, Pädagogin, Klinische Psychologin. Gründerin von *İçgörü Çocuk* (Innenblick Kind), einem ehemaligen Beratungszentrum für Kinder und Jugendliche in Istanbul. Interviewdatum: 12.05.2009.[2]

2 Die Interviews sind in türkischer Sprache durchgeführt und durch die Autorin in die deutsche Sprache übersetzt worden. Dabei wurde auf eine möglichst wörtliche Übersetzung der »gesprochenen Sprache« Wert gelegt, damit die Dynamik des Interviews nicht verloren geht. In den zitierten Interviewpassagen sind zusätzliche Erläuterungen für die Leser*innen in eckige Klammern eingefügt, z. B. [meint damit die Kinderpsychoanalyse]. In den auf Türkisch durchgeführten Interviews sind die auf Englisch benutzten Begriffe in jener Sprache belassen. Für ausgelassene Wörter wurden gemäß den APA Zitierregeln eckige Klammern mit drei Punkten […] und für Auslassung von Zwischensätzen vier Punkte [….] verwendet. Kurze Pausen werden mit drei Punkten ohne Klammern gekennzeichnet. Eine gendersensible Schreibweise mit *innen ist der Einheitlichkeit halber auch in die zitierten Interviewpassagen eingefügt. Wenn nur weibliche oder männliche Personen gemeint sind, wird ausschließlich die jeweilige genderspezifische Schreibweise benutzt, z. B. Psychoanalytikerinnen oder Psychoanalytiker.

Die Anfänge der psychoanalytischen Babybeobachtung in Izmir

Die Anfänge der psychoanalytischen Babybeobachtung liegen an der Westküste der Türkei, in der Stadt Izmir, und datieren in die 2000er Jahre. Als Gründerfigur kann der Kinder- und Jugendlichenpsychiater und psychoanalytische Psychotherapeut Doz. Dr. Taner Güvenir bezeichnet werden. Güvenir hat in dieser Küstenstadt seine Fachausbildung in Erwachsenenpsychiatrie an der in der Türkei angesehenen *Dokuz Eylül Üniversitesi* (Neunter September Universität)[3] abgeschlossen. Anschließend arbeitete er dort ein Jahr lang im Fachbereich für Kinderpsychiatrie und ging danach nach England, um die Fachausbildung in Jugendlichenpsychiatrie an der Tavistock-Klinik zu beginnen, die er zwischen 1998 und 2000 absolvierte. In diesem Zeitraum durchlief er dort gleichzeitig auch eine Ausbildung in psychoanalytisch orientierter Psychotherapie. An der Tavistock-Klinik kam er so zum ersten Mal in Kontakt mit der psychoanalytischen Babybeobachtung nach Esther Bick. Auf meine Frage, wie seine erste Bekanntschaft mit der Babybeobachtung war und was ihn besonders daran gereizt hat, erzählt er im Interview Folgendes:

T.G.: »Als ich in der Tavistock-Klinik gearbeitet habe, erhielt man die psychiatrische Ausbildung und die analytisch orientierte Ausbildung zusammen. Dort habe ich Bekanntschaft mit der Babybeobachtung gemacht. [....] Dort nahm ich einerseits selbst an den Babybeobachtungsseminaren teil, andererseits war ich Vorreiter darin, die dortigen Ausbilder*innen in die Türkei einzuladen, die hier die Babybeobachtungsausbildung angeboten haben. Das war mein Beitrag.«

H.U.: »Hmm, wieso hat die Babybeobachtung Ihre Aufmerksamkeit auf sich gezogen, welche Attraktivität hatte sie für Sie? Warum Babybeobachtung?«

T.G.: »Jenseits der Aufmerksamkeit ist das eine Pflicht in England in der psychoanalytischen Ausbildung. Wenn man analytische*r Psychotherapeut*in oder Psychoanalytiker*in werden möchte, ist eine der ersten Etappen der Ausbildung die Babybeobachtung. [....] Aber natürlich, nachdem ich damit angefangen hatte, wurde ich mir dessen bewusst, wie interessant und besonders diese Erfahrung ist.«

---

3 Am 9. September 1922 endete in Izmir die griechische Besetzung im türkischen Befreiungskrieg.

Zuerst berichtet Güvenir von einem Pflichtprogramm im Ausbildungscurriculum, das absolviert werden musste. Erst im Bion'schen Sinne des »Lernen[s] durch Erfahrung« (2013 [1992]) erkannte er die Besonderheit der Babybeobachtung, für die er sich zu interessieren begann. Sein grundsätzliches Interesse für die Psychoanalyse war aber damals schon sehr ausgeprägt. Mit der angewandten psychoanalytischen Psychotherapie kam Güvenir nämlich einige Jahre vorher in Izmir in Berührung. Als der in Deutschland ausgebildete Psychiater und Psychoanalytiker Celal Odağ (1931–2021) nach seiner Pensionierung 1994 in die Türkei zurückkehrte und eine psychoanalytische Stiftung namens *Halime Odağ Psikanaliz ve Psikoterapi Vakfi* (Halime Odağ Stiftung für Psychoanalyse und Psychotherapie; in namentlichem Andenken an seine Mutter Halime Odağ) im Stadtteil Buca zu etablieren begann (vgl. Usak-Sahin, 2013, S. 160ff.), war Güvenir dort ebenfalls eines der ehrenamtlichen Gründungsmitglieder.

Nachdem er in der Tavistock-Klinik im Jahre 2000 seine Ausbildung in Jugendlichenpsychiatrie beendet hatte, kehrte er 2001 wieder in die Türkei zurück, ohne den Kontakt zur Klinik in London zu verlieren. An der *Dokuz Eylül Üniversitesi* nahm er seine Arbeit wieder auf und erzählte sowohl den Universitätsassistent*innen als auch den Professor*innen des kinderpsychiatrischen Departments der DEÜTF (Abkürzung von *Dokuz Eylül Üniversitesi Tıp Fakültesi*; Medizinische Fakultät der Neunten September Universität) von seinen Erfahrungen in der Tavistock-Klinik. Die Kolleg*innen waren der psychoanalytischen Psychotherapie mit Kindern und Jugendlichen gegenüber sehr positiv eingestellt und bekundeten ihr Interesse daran. Insbesondere die Lehrstuhlinhaberin Prof.in Dr.in Ayşen Baykara setzte sich für die beginnende Etablierung der psychoanalytischen Babybeobachtung ein und unterstützte Güvenir in organisatorischen Belangen. Auch ihre Kollegin Prof.in Dr.in Süha Miral stand ihm unterstützend und wohlwollend zur Seite. Hier kann in der Geschichte der psychoanalytischen Babybeobachtung in der Türkei von einem »besonderen Moment« gesprochen werden, da erstens ein Mann/Psychiater der in der Türkei noch unbekannten Babybeobachtungs- und Lernmöglichkeit erstmals begegnete und sie von einem Land in das andere zu überbringen begann, und weil zweitens dieser von gleich zwei sehr interessierten und offenen Frauen/Professorinnen tatkräftig darin unterstützt wurde:

H. U.: »[...] Hatten Sie in Bezug auf die Entwicklung der Babybeobachtung in der Türkei eine Vision, ein Ideal oder eine träumerische Vorstellung davon? Wodurch konnte sie so sehr aufblühen? Wie kann man deren Entfaltung im Zuge der Übertragung auf die Türkei beschreiben?«

T.G.: »Natürlich, insbesondere im Bereich der Kindesentwicklung. Die Leiterin des Hauptfaches [Kinderpsychiatrie] und viele Mitarbeiter*innen des Lehrstuhls waren der analytisch orientierten Annäherung gegenüber sehr entgegenkommend eingestellt. Deswegen erzählte ich davon, dass einer der Grundsteine für eine solche analytische Annäherung eine Ausbildung [in Babybeobachtung] ist und [die Erfahrung], in einem solchen Prozess zu sein. [...] Zu jener Zeit hatte unsere Vorständin vom damaligen Bürgermeister von Kuşadası einen Fonds erhalten und wir hatten alle Ausgaben über diesen Fonds ausgeglichen. Mithilfe dessen konnte die analytisch orientierte Psychotherapieausbildung beginnen und fortgesetzt werden.«

Schon während des Interviews war ich beeindruckt von den zwei Frauen, die im übertragenen Sinne der psychoanalytischen Babybeobachtung in der Türkei ihre »erste Wiege« zur Verfügung gestellt hatten. Genauso bemerkenswert ist, dass ein weiterer Mann an der Etablierung der Babybeobachtung beteiligt war. Der damalige Bürgermeister von Kuşadası, Herr Fuat Akdoğan, zeigte Offenheit für die Psychoanalyse und unterstützte die noch sehr zarten Anfänge der psychoanalytischen Babybeobachtung in der Türkei mit einem großzügigen Fonds. Diese Offenheit assoziierte ich sogleich mit Kuşadası (»die Vogelinsel«), einem idyllischen Küstenort in der Ägäis, der Tourist*innen aus aller Welt beherbergt und durch seinen kulturellen Reichtum und das ästhetische Stadtpanorama hervorsticht.

Anhand der finanziellen Möglichkeiten wurde es nun auch möglich, Lehranalytiker*innen der Tavistock-Klinik, mit denen Güvenir in regem Kontakt stand, in die Türkei einzuladen. Als erste Personen nannte er die Psychoanalytikerinnen Gianna Williams und Marguerite Reid. Güvenir bezeichnet Williams als eine sehr erfahrene Psychoanalytikerin der Tavistock-Klinik, die aktuell weiterhin als Supervisorin (nicht mehr in der Türkei) tätig sei und es generell liebe, neue Gegenden kennenzulernen. Gemeinsam mit ihrer Kollegin habe sie Anfang der 2000er Jahre begonnen, abwechselnd insgesamt ca. fünf Jahre lang sechs Mal im Jahr (je drei Mal Williams, drei Mal Reid) in die Türkei zu reisen und hier drei bis fünf Tage für Seminare, Supervisionen und theoretische Arbeiten zu bleiben:

T.G.: »Mithilfe dessen [des Fonds] konnte die analytisch orientierte Psychotherapieausbildung weitergehen. Etwas später, da kamen wieder von [der] Tavistock[-Klinik] manche Ausbilder*innen, wir konnten so einige Module vervollständigen. Die theoretische Ausbildung konnte vervollständigt werden, mit Supervisionen konnte begonnen werden, sieben bis acht Jahre hat das gedauert. Nicht nur die Babybeobachtung, die Module der psychoanalytischen oder psychotherapeutischen Ausbildung wurden vervollständigt. Das ist zu der Zeit in Form von Seminaren weitergegangen, zu denen die dort arbeitenden [Hauptfach der Kinderpsychiatrie] Lehrpersonen und Assistent*innen und jede*r, der*die sich dafür interessierte, kommen konnte.«

Die psychoanalytische Babybeobachtung begann damit, in der Türkei auch erstmals ihren »Boom« zu erleben. Viele interessierte Professionelle aus Izmir und der umliegenden Küstenregion fanden zusammen, um diese neue und faszinierende Babybeobachtungsmethode kennenzulernen. In dieser Zeitspanne der beginnenden 2000er Jahre fing Güvenir mit seinem enger mit ihm zusammenarbeitenden Kolleg*innenkreis auch mit der Dissemination der Möglichkeit von Babybeobachtungsgruppen an, die für interessierte Personen aus unterschiedlichen Regionen und Professionen, wie (Kinder-)Psychiater*innen, (Kinder-)Psycholog*innen, Pädagog*innen, Hebammen und weitere Interessierte aus dem medizinischen und psychosozialen Bereich offen waren. Die Zeitschrift *Çocuk ve Gençlik Ruh Sağlığı Dergisi* (Zeitschrift für die seelische/psychische Gesundheit im Kindes- und Jugendalter) war für diese Initiativen ein adäquates Publikationsorgan, in dem aktuelle Entwicklungen in der Babybeobachtung im Allgemeinen und in den sich formierenden Babybeobachtungsgruppen in Izmir publiziert wurden (vgl. Özbek, 2002, S. 206f.). Auch Kolleg*innen aus Istanbul wurden auf diese neue, noch unbekannte Methode aufmerksam und reisten mit großer Neugierde nach Izmir:

T.G.: »Gianna Williams mag das Reisen, neue Gegenden zu sehen. Die [Kolleg*innen aus Istanbul] haben es ihr vorgeschlagen: ›Würden Sie kommen, würden Sie das in Istanbul machen?‹ Gianna Williams hat das angenommen und von da an hat auch der Istanbuler Zweig begonnen, ich vermute, einige Jahre später hat das auch in Istanbul begonnen.«

Zu einer Kooperation zwischen Izmir und Istanbul war es jedoch nicht gekommen. Die Gruppen der Babybeobachtung sind erstens geschlossen, da für die Beobachtungen und deren kasuistische Besprechungen die Kerngruppe eine »Container-Funktion« erfüllt und daher eine Kontinuität der Gruppenmitglieder vorausgesetzt wird. Zweitens besitze Istanbul laut Güvenir in sich schon ein großes »Netzwerk an Professionellen«, das die Babybeobachtung im eigenen Rahmen weitergeführt habe. Durch die finanziellen Möglichkeiten und auch durch das bereits vorhandene, größere Netzwerk an Professionellen in der Millionenmetropole Istanbul waren die Babybeobachtungsseminare dort grundsätzlich leichter zu organisieren. Dazu kam noch eine zeitliche Parallelität der Entwicklung der Psychoanalyse im Allgemeinen, denn zu Beginn der 2000er Jahre begannen zwei türkische *Study Groups*[4] der IPA sich in Istanbul zu formieren und sich weiterzuentwickeln (vgl. Usak-Sahin, 2013, S. 234ff.).

Für das langsame Abflachen der Babybeobachtung in Izmir nannte Güvenir neben der Ausschöpfung der finanziellen Ressourcen auch die Tatsache, dass die Tavistock-Klinik nach einiger Zeit begann, Änderungen in den Curricula der Ausbildungen im Ausland vorzunehmen, und bestrebt war, die Ausbildungsmodule vermehrt innerhalb der Tavistock-Klinik anzubieten. Auch die Verlagerung der Babybeobachtungsinitiativen nach Istanbul kann als ein Faktor für das Abflachen angesehen werden. Somit haben die Gruppen und Veranstaltungen in Izmir nach ca. sieben bis acht Jahren aufgehört und die gesamte aktive Zeitspanne der Babybeobachtung in Izmir, von den ersten Schritten bis zum fast gänzlichen Ende dieser Bewegung, ist zwischen 2000 und 2010 zu datieren.

Ich hatte Taner Güvenir in meinem Interview nach seinen anfänglichen träumerischen Vorstellungen zur Etablierung der psychoanalytischen Babybeobachtung gefragt und daraufhin in seiner Erzählung von dem Aufblühen dieser Methode durch engagierte und interessierte türkische Professionelle erfahren. Diese primären Schritte der Babybeobachtung in der Türkei waren sehr an das Lustprinzip gebunden und fanden dementsprechend auch im Interesse vonseiten vieler Professioneller und im regen Wachsen ihren Niederschlag. Durch die curricularen Veränderungen in der

4 Daraus entstanden die zwei heutigen *Component Societies* der Internationalen Psychoanalytischen Vereinigung: Der Verein İPD – *İstanbul Psikanaliz Derneği* (Psychoanalytischer Verein Istanbul) und der PSİKEİST – *Psikanaliz Eğitim, Araştırma ve Geliştirme Derneği* (Verein für Psychoanalyse. Ausbildung, Forschung und Entwicklung Istanbul).

Tavistock-Klinik ergaben sich jedoch Begrenzungen hinsichtlich der »Auslandsausbildungen« und die Folgen dieser institutionellen Einschnitte als Aufkommen des Realitätsprinzips führten zu Irritationen und Enttäuschungen bei vielen Professionellen, insbesondere bei den Kinder-Psychiater*innen, die bis dahin in der Türkei an Babybeobachtungsgruppen teilgenommen und viel Zeit, Kraft und Engagement darin investiert hatten:

T. G.: »[...] in Richtung Kinderpsychiater*innen, dass sie das Modul der kinderpsychotherapeutischen Ausbildung ganz beenden, dass sie dann ein Zertifikat bekommen, dass sie ein Diplom erhalten, das war unser Wunsch. So hatten wir auch unseren Weg begonnen. Aber, wie ich schon sagte, nach 2010 gab es einige Regulationsänderungen in der Tavistock[-Klinik] und die Auslandsausbildungen haben Begrenzungen erfahren, sie haben einige Regulationen eingeführt. Deswegen haben diese Freund*innen in offizieller Weise von der Tavistock[-Klinik] kein Zertifikat erhalten können. Obwohl sie sehr viele Sachen bereits erledigt hatten, sehr viele Module bereits absolviert hatten, hat [die] Tavistock[-Klinik] das leider nicht ganz akkreditiert.«

H. U.: »Ist das nicht eine schwierige Situation?«

T. G.: »Ja, ja (Stimme wird leicht lauter), wir haben uns sehr, sehr darum bemüht, ich bin sehr oft hin- und hergegangen, wir haben sehr viel geredet, also mit [Vertreter*innen] der Tavistock[-Klinik], sehr viele Korrespondenzen hat es gegeben, aber wie gesagt, sie haben bestimmte Regulationen geändert und später sogar, statt sich nach außen hin zu erweitern, wollten sie, dass das Außen vermehrt nach England kommt und innerhalb der Tavistock[-Klinik] die Ausbildungen macht oder wenigstens ein Modul, dass sie ein Modul innerhalb beenden, das haben sie vorausgesetzt [...] in Bezug auf die Akkreditierung, leider hat es da einen gewissen Grad an Enttäuschung gegeben.«

Auch wenn nachvollziehbar ist, dass curriculare Vorgaben/Veränderungen gesetzlich verbindlich sind, ist deren Absolutheit für eine sich in einem neuen Land in Entwicklung befindende Methode nicht gänzlich verständlich, zumal das Interesse und die ersten Anstrengungen für die Etablierung der psychoanalytischen Babybeobachtung in der Türkei der Tavistock-Klinik von Anfang an bekannt waren. Geschichtlich betrachtet haben diese Reglementierungen dazu geführt, dass die Entstehung und Weiterentwicklung der Babybeobachtung in Izmir und damit im kleinasiatischen Raum der Türkei trotz eines hohen Potenzials an interessierten Fachpersonen aus den nahgelegenen Universitäten und psychiatrischen Kliniken nach wenigen Jahren zum Erliegen kamen.

Von einer ähnlichen Schwierigkeit sprachen auch andere Psychoanalytiker*innen und in der Türkei ausgebildete Psychotherapeut*innen, als die IPA Anfang der 2000er Jahre ihre allgemein psychoanalytischen Ausbildungscurricula in die Türkei zu übertragen begann (vgl. Usak-Sahin, 2013, S. 230ff.). In dieser aufrührenden Anfangszeit fanden viele interessierte Professionelle, die bereits Eigenanalysen durchgangen waren und auf theoretischer Ebene in Zusammenschlüssen viele Jahre gearbeitet hatten, insbesondere rund um die Psychoanalytikerin Prof.in Dr.in Ulviye Etaner,[5] aus curricularen Gründen keinen Anschluss an die IPA. Beispielsweise wurde die Frequenz der bisherigen Eigenanalysen von zwei Mal in der Woche als unzureichend erachtet und es wurden zusätzliche Analysestunden von den Ausbildungsbewerber*innen erwartet. Nicht alle Professionelle waren dazu bereit und hatten sich in jener Zeit von Bewerbungsprozessen zurückgezogen bzw. wurden nicht dazu zugelassen. Insofern kann der Fokus der »verspäteten« Psychoanalyse in der Türkei, wie sie von vielen türkischen Autor*innen diskutiert wird und wurde (Tunaboylu-Ikiz, 2004; Kayaalp, 2004; Usak-Sahin, 2013), nicht nur einzig auf die türkische Seite gelegt werden, sondern die Wechselwirkungen mit dem Land und den Institutionen, von denen aus Übertragungen stattfinden, sind hier mitzubedenken.

Ich vermute, dass eine Enttäuschung, auch wenn sie im Interview generell geäußert wurde, bei Herrn Taner Güvenir persönlich gegeben sein könnte, da diese ein Stück weit beim Lesen und Diskutieren des Transkriptes mit Prof. Dr. Jochen Bonz (Ethnopsychoanalytischer Supervisor im Rahmen meiner Interviewausarbeitung) spürbar wurde. Güvenir hatte sehr viel in die Etablierung der psychoanalytischen Babybeobachtung investiert, indem er die allerersten Verknüpfungen der Türkei mit der Tavistock-Klinik herstellte, die Professionellen in der Ägäis auf die Gruppen aufmerksam machte, mit Gesundheitszentren in Kontakt trat, die Baby-

5 Der psychoanalytisch orientierte Psychotherapeut Dr. Hakan Kızıltan hat ein türkischsprachiges Buch zur Berufsbiografie der Psychiaterin und Psychoanalytikerin Ulviye Etaner veröffentlicht (Kızıltan, 2024). In meiner Dissertation habe ich ebenfalls über ihre Berufsbiografie und ihr Wirken als Psychoanalytikerin der ersten Generation in der Türkei geschrieben (vgl. Usak-Sahin, 2013, S. 147ff.).

beobachtungsgruppen organisierte und leitete und schlussendlich auch mit der Tavistock-Klinik lange Besprechungen bezüglich der Akkreditierung durchführte. Trotz alledem ist die Tavistock-Klinik bei ihren eigenen Vorstellungen und »Regulationen« geblieben und die psychoanalytische Babybeobachtung ist durch Initiative der Istanbuler Kolleg*innen mit der Zeit nach Istanbul verlagert worden.

Summa summarum kann Taner Güvenir als der erste Wegbereiter der psychoanalytischen Babybeobachtung in der Türkei bezeichnet werden. Mit seinem großen Engagement und seinem tatkräftigen Einsatz in der Einführungsphase sowie durch seine wertvollen, gelungenen Beiträge zur Etablierung dieser spezifischen psychoanalytischen Richtung konnte die Babybeobachtung zunächst in Izmir ihre »ersten wichtigen Schritte« in der Türkei gehen. Auch wenn sie heute in Istanbul institutionell Fuß gefasst hat, bleibt die ägäische Küstenstadt Izmir die »Geburtsstadt« der psychoanalytischen Babybeobachtung in der Türkei. Heute arbeitet Taner Güvenir in seiner psychiatrisch-psychotherapeutischen Privatpraxis in der Türkei/Izmir und in England (Sussex Partnership NHS Foundation Trust, Berkeley Psychiatrists Clinic).

Die Überleitung der psychoanalytischen Babybeobachtung nach Istanbul und der Entwicklungsprozess des Vereins İÇEPPD

Das beginnende Interesse aus Istanbul und die Vorarbeiten

Die psychoanalytische Babybeobachtung nahm ihren Anfang in Istanbul mit der Neugierde und der Begeisterung vieler psychoanalytisch interessierter Personen. Die Engagiertesten unter ihnen waren die heutige Psychoanalytikerin und Kinderpsychoanalytikerin Nergis Güleç sowie die Pädagogin und klinische Psychologin İnci Vural. Sie hörten im Zuge der Disseminationen von Taner Güvenir und seinen Kolleg*innen zu Beginn der 2000er Jahre von der psychoanalytischen Babybeobachtung. Doch bevor sie sich mit der Babybeobachtung näher auseinandersetzten, arbeiteten sie bereits ab Anfang der 1990er Jahre als psychologische Beraterin (Güleç) und Pädagogin (Vural) mit Kindern. Im Jahre 2009 besuchte ich İnci Vural in ihren Praxisräumlichkeiten mit dem früheren Namen *İçgörü Çocuk* (»Innenblick Kind«) und sie erzählt Folgendes über die Anfänge ihrer Arbeit:

İ.V.: »Damals arbeitete ich mit Kindern, die Entwicklungsprobleme hatten. Vielleicht so psychotische Kinder, vielleicht Asperger, bei denen wir uns schwertun, dem einen Namen, eine Diagnose zu geben. Mit Kindern, die mehr an den Grenzen sind. Später habe ich mit Kindern mit emotionalen Problemen zu arbeiten begonnen.«

Vurals vorsichtige Angabe der Diagnose zeugt hier schon von ihrer damaligen (latenten) Neigung zu einer psychodynamischen Sichtweise von Leidenszuständen, in welcher kategorialen und diagnostischen Kriterien im Verständnis der Kinder nicht der allerwichtigste Platz eingeräumt wird. Gleichzeitig ist darin auch ihr Bedürfnis nach entsprechenden persönlichen und professionellen Entwicklungsmöglichkeiten im Verständnis dieser Kinder erkennbar. Sie berichtet des Weiteren von den allgemein mangelnden Aus- und Weiterbildungsmöglichkeiten zu jener Zeit im Bereich der psychosozialen Arbeit mit (Klein-)Kindern in der Türkei und betont die Unternehmungen von vielen interessierten Professionellen, die sich in Gruppen zusammenschlossen, um zu versuchen, sich auf ihrem Gebiet weiterzuentwickeln:

İ.V.: »In jenem Zeitraum hatte es in der Türkei im Grunde gar nichts gegeben, wo wir eine Ausbildung hätten machen können, keinen Verein, keine Stiftung, um eine formale Ausbildung durchlaufen zu können, es gab gar nichts. Wir alle sind aus der Universität gekommen und haben auf eigene Faust versucht, selbst etwas zu machen.«

H.U.: »In welchem Jahr war das ungefähr?«

İ.V.: »Ca. 93, 94,[6] im Grunde die Gründung der ganzen psychoanalytischen Zusammenkünfte in der Türkei [und weiterer Psychotherapie-Richtungen], die formelleren Ausbildungen. [...] Diese ganzen Sachen sind eigentlich Gegenstand der letzten acht, neun Jahre oder, ich sage mal, von längstens zehn Jahren [Interviewdurchführung im Jahr 2009]. [....] Ich und natürlich wie ich in dem Bereich arbeitende, eine Menge Freund*innen, haben den gleichen Mangel gespürt. Also wir absolvieren die [universitäre] Ausbildung, aber eine Ausbildung nach einer bestimmten Orientierung zu durchlaufen, deren Supervision zu erhalten, deren Praxis zu machen [...] dessen Not haben wir immer erlebt.«

6 Im Jahre 1994 kamen auch die ersten an der Psychoanalyse interessierten Mitglieder der zweiten Generation als *İstanbul Psikanaliz Grubu* (Psychoanalytische Gruppe Istanbul) zusammen. Aus dieser allerersten informellen Kerngruppe entstanden die zwei heutigen *Component Societies* der IPA in der Türkei (siehe Usak-Sahin, 2013, S. 217ff.).

In diesen Zeiten der »Not« und des »Mangels«, wie sie İnci Vural bezeichnet, und den Versuchen, selbstständig die für die Praxis notwendigen Ausbildungen/Veranstaltungen im In- und Ausland zu absolvieren, hörte İnci Vural mit ihren interessierten Kolleg*innen von der psychoanalytischen Babybeobachtung in Izmir:

İ.V.: »[…] also ich wollte anfangs natürlich zu den in Izmir begonnenen Babybeobachtungsgruppen. Damals hatte Taner Güvenir das an der Neunten September Universität organisiert. Wir haben begonnen, dorthin zu gehen, ich und einige Freund*innen von hier zusammen. Von denen war eine wiederum eine Psychologin, wir arbeiteten im selben Zentrum […].«

Mit der Psychologin meint İnci Vural ihre Kollegin, die damalige psychologische Beraterin und heutige Psychoanalytikerin und Kinderpsychoanalytikerin Nergis Güleç. Während unseres Interviews (Januar 2024) war Güleç noch Vorständin des *İstanbul Psikanaliz Derneği* (Psychoanalytischer Verein Istanbul), heute *Component Society* der IPA, und führt die Anfänge der Babybeobachtung in Istanbul mit folgender Erzählung aus:

N.G.: »Als wir in Istanbul arbeiteten, erhielten wir eine Ankündigung [aus Izmir] (lächelt) über Babybeobachtung … ›Was soll es denn sein, ein Baby zu beobachten?‹, fragten wir uns (lächelt leicht). Das hat unser Interesse sehr auf sich gezogen (lächelt leicht). […] Ich arbeitete in İçgörü Çocuk, mit İnci Vural. Danach haben wir also davon [zum ersten Mal] gehört und waren sehr gespannt. Wir sind aufgesprungen und nach Izmir gegangen.«

Hier sind das Interesse und die Lust von Frau Güleç und ihren Kolleg*innen als junge und lernwillige Professionelle sehr deutlich. Der türkische Ausdruck *atlayıp gitmek* (Aufspringen und gehen) deutet auf das Lustprinzip hin, sich ohne weitere Überlegungen auf ein neues Terrain zu begeben. In dieser »Not« und dem »Mangel« an adäquaten Weiterbildungsmöglichkeiten in der Türkei zur damaligen Zeit erschien die an sich schon Interesse erweckende Babybeobachtung in einem ganz besonderen Licht:

N.G.: »Was ist das für eine Ausbildung? Da wollten wir daran teilnehmen. Herr Taner sagte damals: ›Die Teilnehmer*innenzahl für die Beobachtung [die Innengruppe] ist klar, aber ihr könnt kommen, um die Gruppe von außen zu beobachten [die Außengruppe], um zu verstehen, was vor sich geht.‹ Wir sind mit einer großen Spannung

> hingegangen. Gianna Williams und Marguerite Reid waren dort. Dort hatten diese Gruppen unter der Führung von Taner Güvenir begonnen. Sie beobachteten Babys und wir gingen eine Zeit lang von Istanbul nach Izmir. Wir versuchten, damit vertraut zu werden und zu verstehen. Im Zuge dieses Gehens und Kommens [dachten wir]: ›Aber wir möchten auch eine Babybeobachtung durchführen (betont)!‹ Während einer dieser Rückreisen von Izmir sagten wir zu Gianna Williams, unserer *Hoca*/Ausbilderin, die diese Seminare hielt, eine sehr wertvolle, sehr kostbare Ausbilderin von der Tavistock-Klinik. Wir sagten ihr im Flugzeug: ›Lass uns auch in Istanbul diese Gruppen machen!‹ (lächelt leicht verschmitzt). Weil auch wir möchten eine Babybeobachtung durchführen etc. (lächelt leicht). Daraufhin sagte sie: ›Warum nicht? In Izmir können die Arbeiten weitergehen.‹ Und wir haben in Istanbul die ersten Gruppenarbeiten in der Weise begonnen.«

Aus dem Interview mit Nergis Güleç ist eine Art »türkischer Verhandlungs- bzw. Überzeugungskunst« zu erkennen. Mit einem leicht verschmitzten Lächeln im digitalen (Audio-/Video-)Interview erzählt sie, wie sie Gianna Williams überzeugte, die Babybeobachtungsgruppen in der dynamischen, kosmopolitischen Metropole Istanbul zu führen. Auch im Interview mit İnci Vural ist herauszulesen, wie sie Gianna Williams mit der orientalischen Note und der Betonung einer interessierten und dynamischen Gruppe von lernwilligen Intellektuellen nach Istanbul »gelockt« hatten. Denn in Izmir hatten Güleç und Vural zunächst nur die Möglichkeit, die innere Beobachtungsgruppe als Mitglieder der Außengruppe zu beobachten. Dieser Umstand scheint für solch wissbegierige und engagierte Frauen zu wenig zu sein und die Anreise nach Izmir zu aufwendig.

Beginnend mit Gianna Williams und mit Marguerite Reid, die Güleç mit dem Ausdruck *Hoca* betitelt, haben dann mehrere Psychoanalytiker*innen zur Etablierung der Babybeobachtung in den kommenden Jahren in Istanbul beigetragen, unter ihnen Jeanne Magagna, Sarah Gustavus Jones, Jonathan Bradley, Ricky Emanuel, Margaret Rustin, Susan Maillo sowie Michi Gurien, die Güleç in ihrem Interview namentlich nennt. Der Ausdruck *Hoca*, womit ursprünglich islamische Geistliche angesprochen wurden/werden, wird in der türkischen Alltagssprache auch als Anrede/Bezeichnung für Professor*innen benutzt. Sie beinhaltet in ihrer Konnotation eine Wertschätzung, aber auch eine im ursprünglich religiösen Sinn geäußerte Ergebenheit der angesprochenen Person gegenüber. Vor dem Hintergrund dieser konnotativen Zweideutigkeit des Begriffs *Hoca* kann dessen Benutzung für die Ausbilder*innen aus der Tavistock-Klinik als Respekt, Wertschätzung und auch als ein gewisser Grad an Verehrung gedeutet werden:

İ.V.: »[...] und Gianna war gerade dabei, die Ausbildung in Izmir zu beenden. Wir sagten: ›Wenn Sie danach in Istanbul beginnen, wäre das sehr gut!‹ Als sie natürlich kam und Istanbul sah und auch die Dynamik hier ...«

H.U.: »Den Enthusiasmus.«

İ.V.: »Ja, als sie den Enthusiasmus sah, wollte sie das meiner Meinung nach, weil Gianna ist ein außergewöhnlicher Mensch, also außergewöhnlich voll von Leben, sehr dynamisch, sehr neugierig. Sie hat selbst drei, fünf Sprachen gelernt und ist wirklich ein sehr begabter Mensch. Und sie ist in der Sache der Babybeobachtung im Grunde einer der wahrscheinlich wichtigsten Menschen, der sie in der Welt verbreitet hat. Eine Pionierin, weil sie ist auch Schülerin von Martha Harris und sie ist diejenige Person, die sie in Indien, in Italien, in Argentinien glaube ich auch, also zu diesen ganzen Gebieten reisend, hat sie diese Sache [psychoanalytische Babybeobachtung] begonnen.«

Wie schon in Izmir, wurde dann auch in Istanbul damit begonnen, Babybeobachtungsgruppen zu formieren, Supervisionen anzubieten, Kasuistiken durchzuführen und Theorieseminare zu halten. Viele Interessent*innen aus der renommierten *Boğaz İçi Üniversitesi* (Bosporus-Universität) in Istanbul nahmen an diesen anfänglichen Veranstaltungen teil. İnci Vural brachte schon in unserem Interview aus dem Jahre 2009 die psychoanalytische Babybeobachtung sehr treffend und schön zum Ausdruck. Sie betonte dabei, wie wichtig es ist, die Beziehung zwischen Baby und Mutter zu beobachten, die Dynamik der Beziehung in der Gegenübertragung zu »halten« und für die sehr basalen, nonverbalen Entwicklungsdimensionen sensibilisiert zu werden. Die theoretische Aneignung folge der Erfahrung/Praxis:

İ.V.: »Im Laufe der Erfahrung können Sie[7] erst erkennen, wie sehr sie [psychoanalytische Babybeobachtung] zu Ihrer klinischen Arbeit beitragen wird, weil das ist gar keine theoretische Sache, zur Gänze ist das etwas Erlebbares. Aber die Theorie lernen Sie auch im Grunde

7 Das *Sie* in dieser benutzten Form im Türkischen ist wie das *man* im Deutschen.

> ganz gut. [....] Ihre Haltung, Ihre Neutralität dort lebendig zu halten, dort Ihr Gedächtnis stärkend, ohne Notizen zu nehmen, auf das Geschehen in einer bestimmten Distanz schauen zu können.«

Vural geht in ihrem Interview gleichzeitig auch offen auf ein weiteres »erlebbares« Ereignis im Rahmen der psychoanalytischen Babybeobachtung ein, nämlich auf ihre Schwangerschaft, und erzählt damit von den möglichen Schwierigkeiten für weibliche Beobachterinnen. In ihrer Erzählung wird indirekt deutlich, wie sehr die eigenen (unbewussten/schlummernden) Wünsche der Beobachterinnen nach einem eigenen Baby in dieser sensiblen Zeit und Arbeit rund um die psychoanalytische Babybeobachtung aufkommen können. Vural betont auch, dass dieser »Umstand« die Beobachterinnen verletzlicher machen könne (vgl. Hajek, 2023). Beispielsweise nennt sie hier die unbewussten Projektionen der Mutter des beobachteten Babys:

İ.V.: »Als ich [in eine Beobachtungsgruppe] gegangen bin, war ich schwanger (mit betonter Stimme), also noch genauer, als ich damit begonnen habe, war ich es nicht, aber genau darauf habe ich dann zum Beispiel erfahren, dass ich schwanger bin. Das beispielsweise war ein viel besorgniserregender, die Sorgen noch mehr ins Leben rufender Prozess. Noch mehr, also dass Sie [als schwangere Babybeobachterin] von der Mutter noch mehr Projektionen bekommen können, ein solcher Zustand war das, ein Zustand im Grunde, in dem Sie sehr offen waren, aber sogar diese Sachen waren lehrreich ... so, die Babybeobachtung hat so begonnen.«

In diesen Fällen werden bei Müttern beobachteter Babys Mechanismen der Identifizierung und Projektion in Gang gesetzt, die im Rahmen der Seminare mitbedacht und besprochen werden. Die »Verletzlichkeit« der schwangeren Babybeobachterinnen kann sie für die Dynamiken zwischen dem beobachteten Mutter-Baby-Paar zusätzlich sensibilisieren, so wie auch »verletzliche« Mütter im Sinne der psychischen Sensibilität nach der Geburt für die Nöte ihrer Babys empfänglicher sein können (vgl. Niedecken, 1997). So erzählt auch Vural, wie lehrreich ihre »erlebte« Schwangerschaft im Rahmen ihrer »Erlebnisse« in der Babybeobachtung war.

Sie akzentuiert in ihrem Interview zudem die Fähigkeit der Ausdauer im Sinne des »Aushaltens« von archaischen/kindlichen Ängsten und bezeichnet diese primäre Erfahrung als Beobachter*in als eine Form eines persönlichen Tests, bei dem jemand spüren könne, ob er*sie den Weg in die Psychoanalyse weitergehen möchte/könne oder nicht, da damals Babybeobachtungsseminare am Anfang der psychoanalytischen (orientierten) Ausbildung standen. Sie benutzt dabei den bildlich zutreffenden türkischen Begriff *Mayası tutmak* (wörtlich »das Halten der Hefe«, sinngemäß »das Aufgehen des Teiges«). Inwieweit der Teig aufgehen wird, liegt nach dieser Metapher an einer Grundzutat, nämlich der Hefe:

İ.V.: »Eine Erfahrung, natürlich, und im Grunde, ob ein Mensch diese Arbeit machen wird können oder nicht, das zu verstehen, dafür ist das eine Erfahrung, also wie sehr haben Sie [als Ausbildungskandidat*in] das, also wie sehr haben Sie Hefe dafür? Also das können Sie verstehen, weil das ist wie ein Ausdauertest. Zwei Jahre lang das zu machen [schwerer zu verstehen, da der Muezzin zum Gebet ruft] und dort mit der infantilen *anxiety* zurechtkommen zu können, dort diese Haltung weiterführen zu können, mit den eigenen Bedenken klar kommen zu können.«

Ich kann mich vage an das Gefühl im Interview, das ich 2009 geführt hatte, erinnern. Der Muezzinruf auf Arabisch im Hintergrund, der durch das offene Fenster (»Außenwelt«) zu hören war, und unser Gespräch im Vordergrund (»Innenwelt«) wirkten auf mich irritierend. Beide Welten bzw. die alltägliche türkische Welt »draußen« und das auf Türkisch geführte, aber mit englischen Begriffen versehene Interview im Gesprächsraum »drinnen« drifteten auseinander und lösten folglich in mir die Frage aus, wie sehr die Methode der Babybeobachtung in der breiten türkischen Bevölkerung Fuß fassen könnte. Die professionelle/psychoanalytische Sprache der Babybeobachtung müsste an die Sprachen der Familien unterschiedlichster sozioökonomischer Herkunft in der Türkei angepasst werden, damit eine Verständigung im Sinne der Freud'schen Receiver-Metapher (Freud, 1912e, S. 381) von »unbewusst zu unbewusst« stattfinden könnte. Die von mir gefühlte Diskrepanz zwischen der »Außenwelt« und der »Innenwelt« im Interview kann zudem in Analogie auf die »Außengruppe« und »Innengruppe« in den Babybeobachtungsseminaren bezogen gedacht werden. Ein Besprechen der möglichen Irritationen an deren Schnittstelle würde sich auf die Frage der Übertragung der psychoanalytischen Babybeobachtung von einer in die andere Kultur bereichernd auswirken. Die Metapher der Hefe im »Ausdauertest« von İnci Vural kann auch im Rahmen der Übertragung ausgedehnt werden: Wie viel von der Hefe wird bei einer Übertragung von einer Kultur/Institution mitgegeben, wie viel davon von der anderen Kultur/Institution angenommen, damit der »Teig der Psychoanalyse« im neuen Kontext gut aufgehen kann?

Die Entwicklung des Vereins İÇEPPD

Nach den persönlichen Eindrücken zweier Pionierinnen möchte ich mich nun weiter der Frage des »Aufgehens« in Form der institutionellen Entwicklungen der psychoanalytischen Babybeobachtung in der Türkei zuwenden. Zeitgleich zu den transnationalen Arbeitsbeziehungen und Übertragungen in der institutionellen Etablierung der psychoanalytischen Babybeobachtung haben auch institutionelle Weiterentwicklungen der Psychoanalyse im Allgemeinen in der Türkei im Rahmen der IPA zu Beginn der 2000er Jahre stattgefunden. Als Satellitenverein zum *İstanbul Psikanaliz Derneği* (Psychoanalytischer Verein Istanbul) wurde der İÇEPPD – *İstanbul Çocuk ve Ergen Psikanalitik Psikanaliz Derneği* (Verein für psychoanalytische Psychotherapie von Kindern und Jugendlichen Istanbul) am 1. November 2006 gegründet (vgl. Usak-Sahin, 2013, S. 245f.). Mit einem ausgeprägten »Wir-Gefühl« durch lustbetonte Lese- und Arbeitstreffen zählten zu den Gründungsmitgliedern neben Nergis Güleç folgende Personen: Levent Kayaalp, Funda Akkapulu, Şebnem Imeryüz, Neslihan Zabcı, Ayşegül Salgın, Burçin Alsancak Sönmez und Saltuk Dönmez, von denen die zwei letztgenannten Gründungsmitglieder 2013 und 2018 früh verstorben sind. İnci Vural ging den Weg der offiziellen Vereinsgründung nicht mit, sondern konzentrierte sich auf eigene Projekte im pädagogisch-klinischen Bereich.

N.G.: »Wir wollten im Grunde einen psychoanalytischen Verein mit einer Ausbildung, die in ihrem Ausbildungsrahmen und in ihrer Tiefe robust ist, entwickeln. Wir wollten, dass es einen ernsthaften Ausbildungsprozess gibt. Wir, alle zusammen, lasen und arbeiteten, unsere Einzelsupervisionen gingen weiter, wir standen in Kontakt. Unter der Leitung von Levent Kayaalp [Psychoanalytiker der zweiten Generation mit Shuttle-Ausbildung/Mitglied des İPD/IPA] sind wir für diese Entstehung zusammengekommen, als Gründer*innen waren wir acht Personen. [...] Leider haben wir zwei unserer Kolleg*innen verloren, Burçin und Saltuk.«

Auf die verstorbenen Kolleg*innen wurde im Rahmen des Interviews nicht weiter eingegangen. Es hinterließ jedoch einen traurigen Eindruck in mir, in jungen Jahren sehr engagierte Kolleg*innen verloren zu haben. Ihr Ableben assoziierte ich neben dem menschlichen und für die Gruppe kollegialen und tiefen Verlust auch als einen schmerzlichen Verlust für die Entwicklung der psychoanalytischen Babybeobachtung in der Türkei.

Im April 2007 hörte Gianna Williams auf, für die Babybeobachtungsseminare nach Istanbul zu reisen, wie ich aus ihrem Interview, das Arin Sharif-Nassab mit ihr geführt hatte, erfahren konnte.[8] Sie sprach darin über »sehr gute Menschen, die in Istanbul in Ausbildung« waren und bezeichnete sie auch als eine »sehr, sehr nette Gruppe«, wobei sie namentlich Nergis Güleç und İnci Vural als engagierte Teilnehmende und Organisatorinnen der Babybeobachtungsseminare nannte. Als Grund der Beendigung ihres Engagements gab sie interessanterweise die Flugdauer nach Istanbul an, die ihren Angaben nach vier Stunden dauere, weshalb sie es bevorzuge, in zwei Stunden Flugzeit nach Paris zu reisen. Wenn wir uns vor Augen führen, dass Williams in vielen Ländern der Welt die Babybeobachtung eingeführt hatte, beispielsweise in Argentinien, Spanien, Italien, den USA (vgl. Özbek, 2002, S. 207), und an verschiedenen Universitäten wie in Pisa und Bologna gelehrt hatte, ist ihr pragmatischer Wunsch nach langjährigen, internationalen Arbeiten und Aufenthalten nach einer kürzeren Reisedauer verständlich, hört sich jedoch bei so viel Engagement und Interesse aus der Türkei etwas ernüchternd an.

Durch die anfänglichen Seminare der Psychoanalytiker*innen aus der Tavistock-Klinik bereichert, verfestigte sich bei den Istanbuler Kolleg*innen das Interesse nach einer standardisierten Ausbildungsmöglichkeit in ihrer Heimat immer mehr und spezifische Ziele begannen sich herauszukristallisieren, die schließlich in der Gründung des İÇEPPD resultierten. Meine Einstiegsfrage in diese Thematik bezog sich dabei auf die Ziele, die Motive oder auch auf Träumereien der Gründungsmitglieder:

H. U.: »Als Sie mit dem Weg begannen, wenn ich Sie etwas in die Vergangenheit führen darf, wie war das in Ihrem Verein İÇEPPD im Jahre 2006? […] Was waren Ihre Visionen oder Ihre Ziele oder Ihre Träumereien? Wie haben Sie sich auf diesen Weg begeben? Darauf bin ich neugierig.«

---

8 Persönliche Überreichung der Transkriptpassage des Interviews vom 22.11.2008. Ich bedanke mich dafür bei meinem Freund und Kollegen Mag. Arin Sharif-Nassab, Psychoanalytiker aus Wien.

Nach einer kurzen Anmerkung, dass es eine zusätzliche Ausbildung als Kinderanalytiker*in zur psychoanalytischen Grundausbildung brauche, führt Güleç die Notwendigkeit eines »standardisierten, qualitätsvollen und tiefgreifenden Rahmens« für eine Ausbildung an:

N. G.: »Wir sind zusammengekommen und natürlich, als wir all das entwickelten, brauchten wir einen Rahmen. In diesem Punkt gab es die EFPP [European Federation for Psychoanalytic Psychotherapy], deren Rahmen war wegweisend, aber es wurde ein noch dichteres Programm entwickelt und 2006 wurden wir [İÇEPPD] gegründet. […] Später im Jahr 2015 hat uns die EFPP offiziell anerkannt, von jedem*jeder von uns wurden die Bewerbungen vonseiten der EFPP bewilligt, sodass wir [offiziell von deren Seite anerkannte] psychoanalytische Psychotherapeut*innen waren, unsere Ausbildungen etc. wurden akkreditiert. Seit 2015 sind wir unabhängig mit unseren Kriterien.«

Als erster Schritt wurde die europäische »Schirmorganisation« EFPP, wie sie sich selbst bezeichnet, gewählt, um eine international anerkannte und standardisierte Ausbildung in psychoanalytisch orientierter Kinder- und Jungendlichenpsychotherapie in der Türkei formieren zu können. Der Prozess von der Gründung des Vereins bis zur Akkreditierung und schließlich zur institutionellen Unabhängigkeit in der Türkei dauerte dabei knapp zehn Jahre an. Zu dieser Zeit hatte sich auch der İPD als der psychoanalytische Hauptverein des Zweigvereins İÇEPPD zur *Provisional Society* der IPA entwickelt und wurde im Jahre 2017 als *Component Society* der IPA anerkannt.

Nergis Güleç benutzt in ihrem Interview, wenn es um die Etablierung der psychoanalytischen Ausbildung und der psychoanalytisch orientierten Kinder- und Jugendlichenpsychotherapie in der Türkei geht, des Öfteren eine »Haus-Metaphorik«, indem sie die Notwendigkeit »eines robusten Fundaments«, »eines festen Rahmens« und »eines soliden Daches« für eine qualitätsvolle Ausbildung betont. Dieses Bild zeigt auf, dass geschütztes Arbeiten nur mit »einem Dach über dem Kopf« (EFPP als »*Schirm*organisation« oder »*Dach*gesellschaft«) möglich war und somit die Anbindung an eine internationale Vereinigung für die Etablierung der Psychoanalyse im Allgemeinen und der psychoanalytischen Babybeobachtung in der Türkei im Spezifischen existenziell notwendig war und ist.

Erst nachdem die Unabhängigkeit im Rahmen der EFPP[9] erreicht wurde und der türkische Hauptverein İPD auch in seinem Entwicklungsstatus fortgeschritten war, setzten sich die Mitglieder des İÇEPPD, die zugleich auch Mitglieder des İPD waren, das Ziel, ihre Ausbildungen bei der IPA weiterzuführen und die Anerkennung zu klassischen Kinder- und Jugendlichenpsychoanalytiker*innen zu erlangen. Dieser letztgenannte Ausbildungsbereich wird durch das COCAP (Committee for Child and Adolescent Psychoanalysis) der IPA geregelt. Aktuell sind von der ursprünglichen Gruppe der Gründer*innen des İÇEPPD in der IPA/COCAP neben meiner Interviewpartnerin Nergis Güleç auch die Psychoanalytikerinnen Funda Akkapulu, Ayşegül Salgın und Neslihan Zabcı als Kinder- und Jugendlichenpsychoanalytikerinnen eingetragen.

Die Tatsache, dass aktuell in der Türkei kein Psychotherapiegesetz vorliegt, verleiht der Anbindung an international führende Fachgesellschaften im Rahmen der psychoanalytischen Entwicklung in der Türkei eine noch wichtigere, zusätzliche Bedeutung als z. B. für psychoanalytische Vereine in Europa und/oder den Vereinigten Staaten. Diese außerordentliche Wichtigkeit gilt auch für den Bereich der psychoanalytischen Kinder- und Jugendlichenpsychotherapie/-psychoanalyse. Das Interesse, die Motivation und das herausragende persönliche Engagement der türkischen Professionellen im psychoanalytischen bzw. psychoanalytisch orientierten psychotherapeutischen Bereich stechen hier vor diesem Hintergrund stark ins Auge, denn für sie ändert sich durch die erworbenen internationalen Ausbildungen auf berufsrechtlich-formaler Ebene innerhalb der Türkei nichts:

N.G.: »Meiner Meinung nach ist das [für die Professionellen im psychosozialen Bereich] persönlich wichtig, aber diesen Sachen wird auf einer gesetzlichen Ebene [in der Türkei] noch nicht sehr viel Beachtung gegeben (leicht lächelnd), also es kann jede*r arbeiten, wie er*sie will. [...] Deswegen ist es meiner Meinung nach wichtig, die persönliche Motivation und in diesem Sinne den inneren Rahmen zu entwickeln. Das Bedürfnis auf einer sicheren Seite zu sein, erachte ich als sehr wichtig und empfinde ich als kostbar.«

9 Seit 2021 existiert in Istanbul ein weiterer Verein für psychoanalytische Psychotherapie für Erwachsene im Rahmen der EFPP: der İYPPD – İstanbul Yetişkin Psikanalitik Psikoterapi Derneği (Verein für psychoanalytische Psychotherapie von Erwachsenen Istanbul).

Die Zugehörigkeit zur IPA für türkische Psychoanalytiker*innen, wie aus meinem früheren Forschungsprojekt zur Psychoanalyse in der Türkei (Usak-Sahin, 2013) entnehmbar, ist auch für meine Interviewpartnerin Nergis Güleç weiterhin sehr wichtig, denn am Anfang unseres Interviews stellte sie mir zunächst die Frage nach meiner gesellschaftlichen Zugehörigkeit. Sie schien leicht überrascht zu sein, als ich ihr über meine von der IPA unabhängige Vereinszugehörigkeit berichtete, mich jedoch automatisch (unbewusst) in der Rechtfertigung sah, die internationale Anbindung meines Ausbildungsvereins Innsbrucker Arbeitskreis für Psychoanalyse an die IFPS (International Federation of Psychoanalytic Societies) zu betonen, obwohl ich persönlich über kein sehr stark ausgeprägtes »Wir-Gefühl« zu dieser organisationalen internationalen Dachgesellschaft verfüge. Diese individuelle und unabhängige Sichtweise rührt jedoch von der persönlichen Sicherheit durch staatliche/gesetzliche Regulationen meines Berufsstandes in Österreich her, die mir ein freies und geschütztes Ausüben der psychoanalytisch-klinischen Praxis nach der Eintragung in die Psychotherapeut*innenliste des Österreichischen Bundesministeriums ermöglichen.

Heute bietet der İÇEPPD als unabhängige Institution eine Ausbildung in psychoanalytisch orientierter Kinder- und Jugendlichenpsychotherapie und darin integriert psychoanalytische Babybeobachtungsseminare an. Zu den Ausbildungsmodulen zählen neben einer zweijährigen Babybeobachtung und deren Gruppenbesprechungen (vgl. Magagna & Güleç, 2022) auch theoretische Inhalte zur Einführung in die Psychoanalyse (Sigmund Freud), zur Vertiefung in die Kinderpsychoanalyse (Melanie Klein, Anna Freud) sowie die Werke der wichtigsten (Kinder-)Psychoanalytiker*innen (Donald Winnicott, René Spitz, Margaret Mahler, Wilfred R. Bion, Donald Meltzer, Frances Tustin, John Bowlby und schließlich Esther Bick). Auch die Werke von Jacques Lacan werden in der Ausbildung durchgegangen. Wie Nergis Güleç in ihrem Interview betont, wird im Rahmen von İPD/IPA/COCAP seit Kurzem auch die Ausbildung in klassischer Kinderpsychoanalyse angeboten:

N. G.: »Jetzt, unser Psychoanalytischer Verein Istanbul [İPD], in der Türkei ist es nun das erste Mal (betont), dass innerhalb eines psychoanalytischen Vereins auch eine Ausbildung zur Kinderpsychoanalyse anerkannt wurde, seitens der IPA.«

Von den Anfängen des Interesses in der »Not« der 1990er Jahre bis zur aktuellen Möglichkeit der international anerkannten Kinderpsychoanalyse in der Türkei, einschließlich der psychoanalytischen Babybeobachtung, sind knapp 30 Jahre vergangen. Nun kann die Türkei durch die Mitglieder des İPD und İÇEPPD ihr »eigenes Baby« weiterhin mit Zuwendung, Expertise und Offenheit für neue Erfahrungen pflegen und gedeihen lassen. Betrachten wir auf dem Gebiet der Kinderpsychoanalyse die intensiven Arbeiten wie öffentliche Veranstaltungen, Seminare, Übersetzungen (vgl. Segal, 2023) u. v. m. des PSİKEİST, ebenfalls *Component Society* der IPA, so kann hier von einer »Schwangerschaft« ausgegangen werden und bald wird auch dieser Verein »ein Baby im Arm halten«.

Kultureller Kontext der psychoanalytischen Babybeobachtung in der Türkei

Der ethnopsychoanalytischen Forschungstradition zufolge, in der wissenschaftliche Fragestellungen auch immer geschlechter- und kulturspezifisch zu betrachten sind (vgl. Hofstadler, 2012; vgl. Nadig, 1992), werden im folgenden Kapitel die soziokulturellen Familienverhältnisse im Aufwachsen der Kinder und die archaischen Traditionen sowie Zeremonien in der Türkei rund um die Geburt eines Babys näher skizziert. Vor dem Hintergrund dieser Darstellungen kann die mögliche Verortung der psychoanalytischen Babybeobachtung in einer anderen als die ursprünglich autochthon europäische Kultur näher verstanden werden.

Historisch-gesellschaftliche Mutter/Primärperson-Baby-Beziehungsmöglichkeiten

Die türkische Kultur misst dem Baby und seiner Mutter eine hohe Bedeutung zu. Durch zahlreiche Rituale im traditionellen Kollektiv werden die Geburt des Babys und die erste Zeit der Mutter-Kind-Beziehung gefeiert. Insbesondere der Mutter bzw. der Mütterlichkeit wird in kulturellen Vorstellungen ein großer Platz eingeräumt, indem die Mutter(schaft) als »heilig« angesehen wird. Künstlerische Werke, Volkslieder, Redewendungen rund um die Mütterlichkeit (Usak-Sahin, 2013, S. 303ff.) oder der Muttermilch/Mutterbrust, die an die Metaphern der »guten Brust« und der »bösen Brust« nach Klein (2006) erinnern, sind als Kulturgüter zahlreich vorhanden. Das türkische Pendant des Begriffs »Muttersprache«

bedeutet wörtlich »Mutterzunge« *(Ana Dil)* und deutet damit auf die Verbindung zwischen erster Bindungserfahrung und der Oralität (Stillen, Liebkosen) hin. Sogar die Heimat mit ihrer primär identitätsstiftenden Kraft trägt den türkischen Namen *Ana Vatan* (»Mutterland«).

Das Bild *Yaylada Yörükler* (Abb. 1) aus dem Jahr 1962 des türkischen Künstlers Turgut Zaim beispielsweise vermag die damaligen Lebenswelten vieler Kleinkinder in anatolischen Gegenden der Türkei zu repräsentieren. Auf dem Bild wirken das Baby und die Kinder innerlich zufrieden und glücklich in der »natürlichen Arbeitswelt« ihrer Mütter. Die Ziegen und der Kater im Bild symbolisieren ebenfalls die »Objekte« der kindlichen Welt. Auch wenn heutzutage nicht mehr so intensiv wie vor einigen Jahrzehnten, wachsen in ländlichen Strukturen nämlich Kinder in einer Gemeinschaft von Frauen auf, die für die alltäglichen Arbeiten zusammenkommen und ihre Kleinkinder verbaliter »im Feld«, umgeben von Natur und Tieren (vgl. Kakar, 2012, S. 19), mit dabeihaben. Mütter, Großmütter, ältere Schwestern *(Abla)* der Babys/Kleinkinder und die Schwestern der Mütter *(Teyze)* sind bei der Pflege und Betreuung der Kinder auch heute oft dabei, sodass Volkan und Özbek (1976) mehrere Jahrzehnte zuvor schon von einer »multiplen Bemutterung« (S. 578) sprachen (vgl. auch Usak-Sahin, 2013, S. 303).

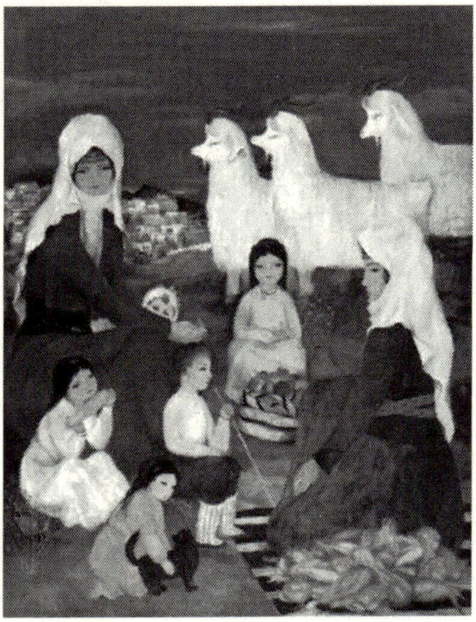

Abb. 1: Turgut Zaim (1906–1974), *Yaylada Yörükler* [Die türkischen Nomaden auf der Weide], 1962 (aus: Yasa-Yaman, Z. [2012]. [Hrsg.]. *Ankara Resim ve Heykel Müzesi. Kültür ve Turizm Bakanlığı*. Arama – Ankara Resim ve Heykel Müzesi, S. 285)

Am Beispiel eines Familiensystems konnte ich in meiner aktuellen psychoanalytischen Praxis die »multiple Bemutterung« (Volkan & Özbek, 1976) ebenfalls erfahren, nachdem sich zwei Schwestern ein Kind »teilten« und dieses Kind beide Frauen als *Anne* (Mutter) ansprach. Genauso ist in Erzählungen aus meiner psychoanalytischen Praxis erfahrbar, dass insbesondere in inneranatolischen Gebieten zusätzliche »mütterliche Figuren« existieren. *Süt Anne* (Milchmutter) werden Frauen genannt, die die Babys zusätzlich oder statt ihrer Mütter stillen bzw. gestillt haben. Im Unterschied zu Ammen in den westlichen Kulturräumen, die hauptsächlich »im Auftrag« die Kinder stillten, agieren diese Frauen grundsätzlich ohne Erwartung einer materiellen Gegenleistung. Manchmal ist eine Mutter bei der Geburt gestorben und eine Frau aus der näheren Verwandtschaft oder Nachbarschaft nimmt sich des verwaisten Babys an oder die biologische Mutter ist aus anderen Gründen in großer Not, wobei ihr eine ihr eigenes Baby stillende Frau zur Hilfe kommt und auch dieses andere Baby stillt. Eine türkische Patientin aus meiner Praxis, deren Neugeborenes durch eine Krankheit wenig Muttermilch zu sich nehmen konnte, wurde in der Klinik gefragt, ob sie ihre reichliche Milch für andere Babys spenden wolle. Die Möglichkeit, dass in der Weise unbekannte Babys zu Milchgeschwistern ihres Babys werden könnten und für die Zukunft theoretisch die Gefahr einer inzestuösen Beziehung nach islamischer Auffassung bestehen würde (durch unwissentliche Heirat ihres später erwachsenen Kindes mit dem Milchgeschwister), entschieden sie und ihr Mann sich gegen die Milchspende.

Während der Mutter und auch der Milchmutter ein hoher sozialer Stellenwert zukommt, können im traditionellen Bereich auch andere Mutterfiguren, die keinen oder kaum sozialen Status besitzen, Teil des Lebens von Babys und Kleinkindern werden. Beispielsweise können »Zweitfrauen/Nebenfrauen« *(Kuma)* mütterliche Figuren für die Kleinkinder darstellen. Obwohl sie nach staatlichen Gesetzen in der Türkei nicht standesamtlich eingetragene Ehefrauen sind und keinen anerkannten gesellschaftlichen/rechtlichen Status besitzen, werden sie »religiös verehelicht« *(Imam Nikahı)*. Dabei leben sie mit den offiziellen Ehefrauen in einem Haushalt. In dörflichen Gegenden können sie aber auch in zwei separaten Haushalten, die auf einem gemeinsamen Grundstück errichtetet und durch einen *Avlu* (Hofplatz) miteinander verbunden sind, zusammen und gleichzeitig getrennt leben. Manchmal haben beide Frauen Kinder, manchmal werden Zweitfrauen in Betracht gezogen, wenn die Ehefrauen keine Kinder bekommen können. In diesen Fällen kann es vorkommen, dass diese Zweitfrauen körperliche Gebrechen haben oder aus sehr ärmlichen Verhältnissen stammen, jedoch gebärfähig sind. Oft wurden in die Geburtsregister der Kinder der Zweitfrauen die offiziellen Ehefrauen ihrer Väter als Mütter eingeschrieben, damit diese Kinder rechtliche Absicherungen haben. Diese informellen Familienkonstellationen waren vor einigen Jahrzehnten weiter verbreitet als heutzutage, doch kommen sie in entlegeneren, ländlichen Gebieten der Türkei noch vor.

All diese möglichen Variationen von Mutter/Primärpersonen-und-Baby-/Kleinkind-Beziehungen mit »Zweitfrauen« und »multipler Bemutterung« (Volkan & Özbek, 1976) bergen, wie ich aus meiner Praxis erfahren habe, auch schwierige Dynamiken in sich. Eifersucht sowie Gefühle der Insuffizienz und der Benachteiligung innerhalb der Müttergeneration, die sich auch auf deren Kinder übertragen können, lassen sich nachzeichnen.

Nicht selten höre ich in den psychoanalytischen Stunden von meinen weiblichen Patientinnen auch von Verwandten oder Bekannten, die in der Vergangenheit als Babys wiederum durch eigene nahe Verwandte »adoptiert« wurden. Diese »Adoptionen« wurden nicht rechtlich durchgeführt, sondern innerhalb der Familien »intern geregelt«. Häufig war dies der Fall, wenn etwa ein Ehepaar kinderlos blieb und eine Schwester oder ein Bruder der Ehefrau oder des Ehemannes dem Paar ihr eigenes Baby »schenkte«. Waren »Adoptionen« solcher Art vor einigen Jahrzehnten »offene Geheimnisse«, so sind sie heute durch staatliche Gesetze und gesellschaftliche Entwicklungen seltener, können aber in vorwiegend archaisch strukturierten Lebensformen nach wie vor offen oder verdeckt vorkommen.

Wenn Babys von ledigen Müttern auf die Welt kamen, hatten sie einen sehr schwierigen sozialen Status. Sie galten als »vaterlos« und waren damit im sozialen Gefüge schutzlos. Dieser soziale Status ist heute in sehr kosmopolitischen Gegenden der Türkei nicht mehr benachteiligend, in mittelständischen oder ländlichen Gegenden jedoch auch gegenwärtig ein großes Problem für die Kinder, deren Mütter und deren Herkunftsfamilien. Diese Kinder erleben aufgrund ihrer geächteten Position große Benachteiligungen und können dadurch, wie auch die »adoptierten Kinder«, in ihren belastenden Familiendynamiken Anpassungsstörungen, schwere Persönlichkeitsstörungen und Identitätsdiffusionen entwickeln.

Aufgrund der hohen Sterblichkeit in den Kinderjahren in ländlichen Gegenden in der Türkei im Zuge des 20. Jahrhunderts ist deren Folge auch Generationen später aktuell in den psychoanalytischen Behandlungen zu erkennen. Wenn Babys oder Kleinkinder verstorben waren, bekamen manchmal die nächstgeborenen Kinder deren Geburtsurkunden, da das Standesamt für eine Neueintragung weiter entfernt von ländlichen Gegenden war und die Fahrt dorthin als sehr beschwerlich beschrieben wurde. So erhielten die Neugeborenen offiziell unrichtige Geburtsdaten und Namen der vorher verstorbenen Kinder und damit auch deren »Identitäten«. Die Gefühle, Gedanken, Fantasien, die die Eltern/Mütter den verstorbenen Kindern gegenüber hegten, konnten sich dabei latent auf die Nächstgeborenen überlagern und bei ihnen zu Identitätsdiffusionen führen. Dina Wardi (1992) spricht in ihrem Buch *Memorial Candles* (»Gedenkkerzen«) von einem ähnlichen Phänomen im Zuge der jüdischen Holocaustgeschichte. Auch wenn diese existenziell-traumatischen Begebenheiten der nationalsozialistischen Zeit sich von jenen des türkischen Kollektivs stark unterscheiden, sind die Überlagerungen von Dynamiken der verstorbenen Kinder auf die später geborenen Kinder als ähnliche innerpsychische Vorgänge zu sehen (vgl. auch Kogan, 2011). Bei gegengeschlechtlich geborenen Kindern hingegen konnten beispielsweise die Geburtsurkunden nicht auf die nächstgeborenen Kinder übertragen werden, jedoch herrschte auch in diesem Zusammenhang viel Leid für die nächstgeborenen Kinder, insbesondere wenn sie Töchter und die verstorbenen Kinder Söhne waren. Die Töchter fühlten sich unbewusst, teilweise bewusst »überlebensschuldig« (z.B.: »Wenn doch nur mein Bruder statt mir gelebt hätte!«) und wurden manchmal auch von Eltern/Müttern unbewusst dementsprechend behandelt, da sie oft den Söhnen nachtrauerten. Eine Patientin, deren erstes Kind ein Bub war und wenige Wochen nach der Geburt verstarb, ließ ihrem Sohn vor seinem Tod ein paar Tropfen vom Saft einer Traube in den Mund rinnen. In der Analyse mehrere Jahre nach ihrem Verlust sagte sie in tiefer Trauer, dass ihr Sohn *bu dünyanın tek bir niğmetini tadabildi* (»den Geschmack nur einer einzigen Gottesgabe in dieser Welt wahrnehmen konnte«), wodurch ich in der Gegenübertragung sehr von ihrem Satz ergriffen war. Meine Ergriffenheit ließ mich erahnen, welch tiefe Trauer die Patientin in sich trug. Als sie Jahre später ihr zweites Kind, eine Tochter, gebar, ließ sie sie als erste Beikost ein paar Tropfen Traubensaft schmecken. Durch die Projektion einer Inkorporation durch die Mutter »lebte« ihr verstorbener Sohn unbewusst in ihrer Tochter weiter und brachte Implikationen für den psychoanalytischen Prozess mit sich, da die Trauer der Mutter unbewusst auch an die Tochter weitergegeben wurde.

Im Zuge der türkischen Gastarbeiterbewegung wurden in den 1960er Jahren bis in die 1980er Jahre Babys und (Klein-)Kinder in die Obhut von Großmüttern oder anderen nahen Verwandten mit weiblichen Bezugspersonen gegeben, während die Mütter und auch die Väter über längere Zeiträume im Ausland ihrer »Gastarbeit« nachgingen. Die langen Trennungszeiten zwischen Babys und Kleinkindern von ihren Müttern/Vätern/Geschwistern zeigten sich in Störungen von Bindungen und führten auch zu teilweise schweren psychischen Störungen/Konflikten im Erwachsenenalter der damaligen Kinder, worüber ich bereits in einem anderen Artikel näher geschrieben habe (Usak, 2024).

Gesellschaftlich-kulturelle Rituale in der Mutter-Baby-Beziehung ab der Geburt

Nach den Schilderungen über die möglichen kulturell-traditionell-volkstümlichen Vorstellungen und die historisch-gesellschaftlichen Konstellationen von Familien sowie deren Dynamiken, in die Babys hineingeboren werden und die für ihre Entwicklungswege eine (unbewusste) Bedeutung tragen, wende ich mich nun den Ritualen und Vorstellungen vom Wochenbett und von der ersten bedeutsamen Zeit der Mutter-Baby-Beziehung im türkischen Kollektiv zu.

Die ersten 40 Tage sind sowohl für die Mutter als auch für das Baby eine sehr sensible Phase, die im türkischen Kollektiv als solche anerkannt wird. Der Redewendung *Lohusa kadının mezarı kırk gün açık kalır* (»Das Grab einer Wöchnerin bleibt für vierzig Tage offen«) zufolge sind insbesondere Mütter Gefahren (z.B.: Infektionen, Entzündungen, psychische Belastungen) ausgesetzt, die sich durch die intensive und turbulente Zeit der Schwangerschaft, der Geburt und des Wochenbetts ergeben können. Diese »40 Tage«[10] lassen sich im Grunde mit der Zeit des Wochenbetts gleichsetzen.

Postpartale Schwierigkeiten werden im türkischen Volksglauben mit der Vorstellung der *Albastı* (»die rote Niederdrückerin«) oder der *Alkarısı* (»das rote Weib«) bebildert. Diese »böse Figur« könne sowohl der Mutter als auch dem Baby Schaden zufügen, das Kind entführen oder gar auffressen und daher sollten Mutter und Baby nicht in einem Raum allein gelassen werden. Der Psychoanalytiker Yavuz Erten beschreibt in einem Vortrag die psychodynamischen Hintergründe dieser Vorstellung und nennt auch eine Fallillustration aus seiner früheren Arbeit in der

10 Die 40er Reihe hat zudem eine stark religiöse Konnotation/Herkunft in der türkischen Kultur/im orientalisch-muslimischen Raum und kommt in vielen religiösen Überlieferungen, aber auch in Sagen und Märchen vor, wie etwa im Märchen *Ali Baba und die 40 Räuber*.

Bakırköy-Klinik.[11] Beispielsweise diene diese unheimliche, weibliche Figur der Bändigung der archaischen Ängste der Mutter und die Farbe Rot sei eine Anspielung auf das mögliche Fieber im Wochenbett. Als Schutz vor *Albastı* werden etwa Gewehre oder Besenstiele im Zimmer der Wöchnerin aufgestellt, die nach Erten auf die Männlichkeit anspielen und somit auf die Triangulierung der Mutter-Baby-Symbiose durch den Vater hindeuten.

In einem Fallbeispiel aus meiner Praxis konnte ich die Vorstellung der *Albastı* und die Angst vor ihr ebenfalls beobachten. Diese unheimliche Gestalt wurde nicht als eine Metapher verstanden, sondern ihre »beängstigende Existenz« wurde von meiner Patientin als real empfunden. Ihre Ängste verstand ich als ein postpartales psychisches (psychotisches) Symptom, die sich an das tradierte volkstümliche Bild gebunden hatten. Nur indem sie über die *Albastı* erzählte, konnte sie ihre tiefgreifenden, noch unversprachlichten Ängste in dieser lebhaften Vorstellung kanalisieren/containen und mir mitteilen.

Die Geburt der Babys wird mit Geschenken wie süßen Leckereien gefeiert und der Mutter werden auch oft Goldmünzen *(Çeyrek Altın)* überreicht. Zum Schutz der Babys wird von Geburt an ein Koran in das Kindsbettchen gestellt und die Namen der Babys werden ihnen durch religiöse Gebete in das Ohr eingesagt. Nach 20 Tagen können kurze Besuche in der Nachbarschaft getätigt werden. Sie werden mit 20 und/oder dann vor allem mit 40 Tagen in einem kleinen Wasserbad mit Steinen oder Geldmünzen gewaschen. Den Babys wird in diesem Zeitraum auch etwas Salz an bestimmte Körperstellen gestreut, wie unter die Füße oder unter die Achseln, damit sie nach dem Volksglauben später an diesen Stellen gut riechen mögen. In manchen anatolischen Gegenden werden sie am Körper auch mit ein wenig Honig beschmiert, damit sie zu süßen/braven Kindern gedeihen. Ein anderer volkstümlicher Brauch besagt, dass sich Wöchnerinnen nicht gegenseitig besuchen sollten und falls sie einander zufällig begegnen, sollten sie Sicherheitsnadeln miteinander austauschen. Wenn Babys liebkost werden, wird dabei der Spruch *41 kere Maşallah* (»41-mal Maşallah«) aufgesagt, damit er die Babys vor allzu heftigen Gefühlen von außen wie aufdringliche Liebe, Bewunderung und/oder Neid schütze. *Nazar* (»böser Blick«) ist in diesem Zusammenhang eine traditionelle

11 Die *Bakırköy-Klinik* ist die bekannteste Psychiatrie in der Geschichte der Türkei. Zur näheren Erläuterung siehe Usak-Sahin (2013, S. 25ff.). Der Vortrag ist auffindbar unter: Yavuz Erten Albastı/Alkarısı: https://www.youtube.com/watch?v=7l3w0tLq_t4 (27.12.2024).

Glaubensvorstellung und erinnert psychoanalytisch gedacht an Übertragungs-, Projektions- und Introjektionsprozesse. In der psychoanalytischen Psychotherapie einer ängstlichen traditionell-türkischen Mutter, die ihr Baby mit in die Stunden brachte, sah ich mich innerlich dazu bewogen, ein hörbares *Maşallah* auszusprechen, als ich das Baby begrüßte. Wahrscheinlich habe ich auf einer unbewussten Ebene die Sorge der Mutter gespürt, durch meine herzliche Begrüßung dem Baby »Schaden zufügen« zu können.

Religiöse Feiern zu Ehren der Babys (vgl. »His Majesty the Baby«, Freud, 1914c, S. 157) werden nach den 40 Tagen in Frauengemeinschaften mit der Bezeichnung *Bebek Mevlüdü* veranstaltet und den weiblichen Gästen ein Festmahl ausgegeben. Je nach Region werden auf diesen Feiern auch unterschiedliche »Süßspeisen und -getränke des Wochenbetts« dargeboten, wie etwa das würzig-süße *Kaynar*-Getränk in Adana. Auch wird eine kleinere Feier organisiert, wenn die Babys sechs Monate alt werden, wobei die Mädchen bei der *Altı Aylık Kınası* (»Hennafeier mit sechs Monaten«) in schöne Henna-Kleidchen *(Bindallık)* gekleidet und an den Händchen mit Henna *(Kına)* bemalt werden. Ein weiteres Fest unter Frauen und Kindern wird als *Diş Buğdayı* (»der Zahnweizen«) bezeichnet. Bei diesem werden die ersten Zähnchen des Babys gefeiert und dabei wird den Gästen als Anspielung auf die ersten Milchzähne gekochter Weizen in verzierten Darbietungsformen als Süßspeise angeboten.

Auch in ihrer weiteren Entwicklung wuchsen bzw. wachsen die Babys und Kleinkinder in traditionell-ländlichen Gegenden sehr nah am mütterlichen Körper und in der mütterlichen Gemeinschaft auf. Ihre Lebens- und Spielwelten sind die alltäglichen Arbeitswelten der Mütter und somit in ihrer unmittelbaren Nähe. Oft wurden bzw. werden sie am Rücken der Mütter auf dem Feld getragen oder die älteren Kinder, häufig Schwestern, kümmern sich um die Kleinen. Die emotional-körperliche Nähe zur Mutter und die rege Umsorgung durch die weiblichen Angehörigen können einerseits dem Baby das Gefühl des Gehaltenwerdens vermitteln, andererseits kann die Entwicklung einer Frustrationstoleranz dadurch erschwert werden.

Das Schlafenlegen der Babys folgte bzw. folgt ebenfalls mitten in der Gemeinschaft und in direkter Interaktion mit der Mutter. Dabei setzt sich die Mutter mit ausgestreckten Beinen auf den Boden und platziert ein längeres Polster quer auf ihre Füße. Das Baby wir im Blickkontakt zur Mutter mit dem Kopf auf das Polster gelegt und kann die Mutter anschauen, während sie mit beiden Beinen das Kind hin- und herschaukelt. Wenn sich das

Baby/Kleinkind manchmal schwertut, in der Gemeinschaft einzuschlafen, legt die Mutter ihr *Tülbent*, ein feines, luftdurchlässiges Kopftuch aus Stoff, auf das Baby, das als Grenze und mütterliches »Übergangsobjekt« (Winnicott, 1953) wirkt, und das Einschlafen erleichtert. Auch auf dem Bild *Köylü Kadınlar* (Abb. 2) von Turgut Zaim spielt das Baby vergnügt auf einem am Bein der Mutter ausgebreiteten Stoff, der ein wichtiges »mütterliches Objekt« darstellt. Die räumliche Nähe der Frauen im Bild symbolisiert die Zugewandtheit und Solidarität der Frauen(gemeinschaften) im traditionell-türkischen Kollektiv.

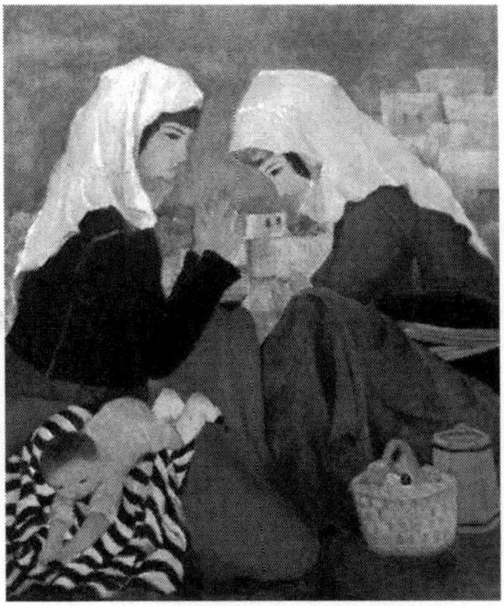

Abb. 2: Turgut Zaim (1906–1974), *Köylü Kadınlar* [dörfliche Frauen], undatiert (aus: Yasa-Yaman, Z. [2012]. [Hrsg.]. *Ankara Resim ve Heykel Müzesi. Kültür ve Turizm Bakanlığı*. Arama – Ankara Resim ve Heykel Müzesi, S. 284)

All diese vielfältigen Feiern in Frauengesellschaften und die emotionale sowie körperliche Nähe zwischen Mutter und Baby zeugen von der hohen Bedeutung und Würdigung des Mutter-Kind-Paares und dienen der Verfestigung von dessen Stellung im sozial-gesellschaftlichen Gefüge des türkischen Kollektivs.

Gesellschaftlich-kulturelle Spezifika im Rahmen der psychoanalytischen Babybeobachtung

Aus all den vielfältigen und zahlreichen kulturellen und volkstümlichen Ritualen, Vorstellungen, Überlieferungen, Glaubensansätzen und weiteren Kulturgütern, von denen ich einige Beispiele bisher kurz skizziert habe, erschien mir die Frage nach den kulturellen Charakteristika in der psychoanalytischen Babybeobachtung in der Türkei als sehr interessant. Neben der Entwicklung der Institutionalisierung bezog sich meine Fragestellung daher auch auf den Themenbereich der kulturellen/gesellschaftlichen Spezifika im Rahmen der Babybeobachtungen, die meine Interviewpartner*innen in Erfahrung bringen konnten.

Zunächst stellte ich die Frage, über welche Kanäle der Kontakt zu den Familien in der Türkei hergestellt werden konnte und wie diese anfangs auf die Babybeobachtung reagierten. Güvenir erzählt darüber wie folgt:

T. G.: »Wie man mit einer geeigneten Familie spricht, diese Sachen sind immer, wenn die Seminare beginnen, Thema in den ersten Wochen. In der Türkei haben wir in Izmir, in der Provinz Balçova, wo sich die Neunte September Universität befindet, in den Gesundheitszentren, damals hießen sie »Sağlık Ocakları«,[12] dort haben wir mit den Hebammen gesprochen, weil damals Hebammen [die Schwangeren] betreuten. Mit den Hebammen wurde geredet, [....] welche Mutter oder welcher Vater passend ist, welche Familie geeignet ist, dann wurde Kontakt aufgenommen.«

Nach welchen Kriterien die Familien als »geeignet« angesehen wurden, führt Taner Güvenir im Interview nicht aus. Mich interessierten in der Folge auch die Vorannahmen der Familien, die der Babybeobachtung zugesagt hatten. Wie zunächst kulturunabhängig viele Familien sich und die Beobachter*innen fragen, was sie denn genau beobachten wollen/können, war auch für Familien in der Türkei diese neue Situation gewöhnungsbedürftig. Mit der Zeit und im Prozess der Babybeobachtung jedoch verstanden sie die Intention der Beobachter*innen immer mehr und konnten sogar deren Perspektiven einnehmen und mit deren Augen auf ihr Kind blicken, d. h., sie wurden für die dynamischen Vorgänge zwischen ihnen und ihrem Kind und auch auf die Innenwelt ihres Kindes sensibilisiert:

H. U.: »Hat es grundsätzlich eine solche Annahme [seitens der Eltern] gegeben, dass das Baby nicht verstehen könne und sich gar nichts bewusst sei?«

T. G.: »Natürlich, natürlich, das ist eines der klassischen Dinge. ›Was beobachten Sie denn? Was können Sie denn sehen von so einem kleinen Kindchen, was können wir denn verstehen?‹, am Anfang. Später natürlich, gegen Ende des zweiten Jahres, kann die gemeinsam beobachtende Mutter schon einige Beobachtungen mit dem*der Be-

12 *Sağlık Ocakları* – das sind kleinere Gesundheitszentren in der Türkei, die niederschwellig und in vielen Orts-/Stadtteilen angesiedelt sind. Die Patient*innen suchen sie in erster Linie bei alltäglichen gesundheitlichen Beschwerden oder als erste Anlaufstelle auf, ähnlich vielleicht den Praxen von Hausärzt*innen, die mit Hebammen, Krankenschwestern und anderen Professionellen aus dem Gesundheitsbereich erweitert sind.

obachter*in besprechen. [....] Ein Mechanismus entwickelt sich, das zu sehen, ist dann sehr schön, weil [zunächst] geht es nur um die vitalen Funktionen, die lebensnotwendigen Funktionen [...]«

H. U.: »Ist grundsätzlich so, oder?«

T. G.: »Generell besteht eine solche Wahrnehmung, aber es wird eine erfüllende Erfahrung, weil die Mütter und Väter nach einiger Zeit eh, Sie schauen auf Ihre Beobachtungen, also sie gewöhnen sich daran, vom Blickwinkel, aus dem Sie [als Beobachter*in] beobachten, aus diesem Winkel zu schauen.«

Diese Entwicklungen in den Familien zu erkennen mache laut Güvenir auch die erfüllende Erfahrung von Babybeobachter*innen in ihrem zweijährigen Prozess aus. In seinem Interview wurde diese sehr persönliche Erfahrung an seinem weichen Erzählton für mich auch hörbar.

Da im türkischen Kollektiv dem Familienverband eine beträchtliche Bedeutung zukommt und rund um die Geburt insbesondere Frauengemeinschaften aus Großmüttern, Schwestern der Mütter, Schwiegermüttern und Schwägerinnen der Mütter sowie auch ältere Schwestern der Babys um das Mutter-Kind-Paar gebildet werden, interessierten mich die Auswirkungen dieser Dynamik auf den Prozess der Babybeobachtung bzw. spezifisch auf die Beobachter*innen. Sowohl Güvenir als auch Güleç betonen diesbezüglich die Varietät der Familien je nach deren sozioökonomischer Verortung und unterstreichen, dass ihre Erzählungen im Interview über Babybeobachtungen nicht auf das gesamte türkische Kollektiv verallgemeinerbar seien.

Als Güvenir seine Beobachtung in England in einer migrantischen Familie durchführte, erlebte er beispielsweise folgende kulturspezifische Situation: Die beobachtete Familie hatte Gäste eingeladen, um den Besuch eines »Doktors aus der Türkei« zu zelebrieren:

T. G.: »[...] dass ein Doktor aus der Türkei gekommen ist und deren Zuhause besucht, das war für sie [...] [eine wichtige Angelegenheit.] [....] Sie haben mich mit einer großen Zeremonie empfangen. Nach einer Weile habe ich das sogar mit ihnen besprechen müssen, denn wenn ich dahin ging, war in der Familie eine Menge an Menschen. Nach einiger Zeit hatten wir besprochen, dass es gut wäre, wenn es ruhiger sein könnte.«

Die Situation mit vielen Menschen in der Familie war für Güvenir im Rahmen seiner Babybeobachtung »zu viel« und er sah sich dazu gedrängt, die beengten Verhältnisse aufzuweichen, und bat um mehr Ruhe bei seinen Besuchen. Die vielen Menschen jedoch, die als Gäste in den Familien anwesend gewesen waren, stellten wahrscheinlich die Lebensrealität des Babys dar. Die Gegenübertragungsreaktion bei Herrn Güvenir könnte damit auch Aufschluss über die psychische Innenwelt des Babys geben, für das diese Situation ebenfalls Unbehagen bedeuten könnte. Auch aus meiner Praxis höre ich, dass der Alltag mit vielen Menschen in der Familie für Mutter und Baby eine Herausforderung darstellen kann. So unterstützend Familienverbände sein können, so sehr können sie auch schwer zu ertragen sein, insbesondere wenn Mutter und Kind in ihrer Zweisamkeit bleiben möchten.

Die Tatsache, dass erstens ein männlicher Beobachter das Mutter-Baby-Paar beobachtet und zweitens die Beobachtung in einer muslimisch geprägten türkischen Familie stattfindet, erschien mir für Familien zunächst gewöhnungsbedürftig zu sein. In einer muslimisch geprägten Gesellschaft, in der die Trennung der Geschlechter strikter ist als in westlichen Gesellschaften, könnte diese Konstellation vielleicht zumindest am Anfang Schwierigkeiten oder Irritationen bereiten. Daher fragte ich Güvenir nach seinen Erfahrungen als männlicher Beobachter:

T. G.: »[…] natürlich auch die Sache, was wir als *intimate* bezeichnen, weil wir intime Situationen auch beobachten, wie etwa das Stillen, weil wir die natürliche Art der Mutter zu beobachten versuchen. Generell blieben den männlichen Beobachtern manche Situationen verwehrt. Dass die Mutter: ›Ich gehe mal kurz stillen‹ sagt und dann in ein anderes Zimmer geht. In den ersten Etappen, wenigstens, dass der Vater unbedingt dort anwesend ist, dass sie das möchte, was auch ganz natürlich ist.«

H. U.: »Genau.«

T. G.: »Wir wollten das auch.«

Den Umstand, dass Frauen jedoch zum Stillen in ein anderes Zimmer gehen, empfinde ich für die männlichen Beobachter als Verpassen »des besten Teils« einer Babybeobachtung, da beim Stillen die psychische (unbewusste) Dynamik zwischen Mutter und Baby am dichtesten zu sein scheint. Ich stimmte Güvenir im Interview zu, dass zumindest am Anfang der Partner oder eine dritte Person bei der Mutter anwesend ist, bis sich eine vertrauensvolle Beziehung in der Familie zum männlichen Beobachter einstellt. Auch die männlichen Beobachter begrüßten diese Vorgehensweise. Wahrscheinlich ist dieser beidseitige Wunsch kulturübergreifend aus der Tatsache der Intimität der Beobachtungssituation und der weiblichen Brust heraus universell zu verstehen. Ich nehme jedoch aufgrund meiner generellen klinischen Erfahrungen mit türkisch-muslimischen Patient*innen im Migrationskontext an, dass die Beobachtung des Stillens für männliche Beobachter in der Türkei (anfangs) etwas stärker »verschlossen« bleibt.

Auf die Frage nach kulturellen Spezifika in den Babybeobachtungen in der Türkei assoziierte Nergis Güleç hingegen die Kommentare der Psychoanalytiker*innen aus der Tavistock-Klinik. Ihnen sei die Bewirtung der türkischen Familien aufgefallen und deren Interesse an persönlichen Gesprächen mit Beobachter*innen. Sie betont jedoch, diesen Umstand nicht auf die gesamte türkische Gesellschaft verallgemeinernd übertragen zu können:

N.G.: »[…] in erster Etappe kann ich dies sagen: Meine erste Erfahrung mit Ausbilder*innen aus dem Ausland, also ich habe meine Babybeobachtung mit fremden Ausbilder*innen gemacht. Mit meinen Gruppenkolleg*innen, was ich von ihnen gehört habe und die Babybeobachtung, an der ich im Ausland teilgenommen habe, von den Sitzungen her, was mir zuallererst in den Sinn kommt, eines davon, [nämlich]: Wir haben natürlich dieses Essen-und-Trinken-Lassen (betont). Zum Beispiel, das Essen-und-Trinken-Lassen während der Babybeobachtung, den kommenden Gästen etwas anzubieten/sie zu verpflegen (betont), ihnen in diesem Zusammenhang Platz zu machen, dieser Abschnitt, das ist den Seminarleiter*innen aufgefallen.«

Hier fällt mir eine Parallelität zur Babybeobachtung auf, denn so wie zunächst die oralen Grundbedürfnisse eines Babys gestillt werden, tendiert das türkische Kollektiv, bekannt für seine Gastfreundschaft, dazu, seine Gäste/Beobachter*innen ausreichend mit Leckereien und insbesondere mit *Çay* (türkischer Schwarztee) zu bewirten. *Yedirip, içirmek* (»Essen-und-Trinken-Lassen«) ist ein Ausdruck, der sowohl im Kontext der Pflege eines Babys als auch der Bewirtung eines Gastes verwendet werden kann.

In einem Kollektiv, in dem den Gästen eine bedeutende Rolle durch die Gastgeber*innen zuteil wird, kann es vielleicht schwieriger für eine*n Beobachter*in sein, die nötige Abstinenz bzw. eine zurückhaltende Haltung zu wahren. Vice versa wird jedoch im traditionell-türkischen Verständnis eine Zurückhaltung des Gastes auch erwartet bzw. der Gast übt sich in einer besonderen Art der Zurückhaltung. Beispielsweise wird langsam gegessen oder eine kleine Portion am Teller zurückgelassen. Diesbezüglich bedarf es eines Fingerspitzengefühls zwischen Nähe und Distanz bei dem*der Beobachter*in, sowohl hinsichtlich der analytischen Haltung als auch der Haltung als »Gast« in der Familie:

H.U.: »Wie kommt der*die Beobachter*in damit zurecht, weil also eines der Grundprinzipien der Babybeobachtung ist es ja, an der Familiendynamik, soweit es geht, nicht teilzunehmen?«

N.G.: »Genau.«

H.U.: »Ich denke, dass das schwierig ist. Wie war das möglich?«

N.G.: »Die Seminare. Die Seminare haben das sehr gut gehalten, das war ein Ort zum Bewerten, um die Bedürfnisse zu verstehen. Diese Grenzen, dass der*die Beobachter*in sich selbst positioniert, sowohl innen als auch draußen, in dieser Zwischenposition zu sein. Es waren Orte, an denen wir das sehr intensiv besprochen hatten, also selbst die eigenen Grenzen zu schützen, sowohl eine feine, sympathische Person zu sein als auch nicht sehr innen involviert zu sein.«

Eine interessante Arbeit stellt ein gemeinsamer Artikel von Margaret Rustin, Taner Güvenir und Aylin Özbek (2008) dar, in dem die Babybeobachtung mit einem Fallbeispiel eines Babys und seiner Familie aus der Türkei besprochen wird und das Nähe-Distanz-Verhältnis zum Vorschein kommt. In diesem Artikel wird klarer, wie die vielfältigen Dynamiken von Introjektionen und Projektionen zwischen Mutter und Baby sowie deren primäre Ängste auf einer individuellen Mutter-Baby-Ebene kulturübergreifend einen universellen Charakter zu haben scheinen. Insbesondere wenn es um die primäre Versorgung wie Füttern, Waschen, Halten und die Verhaltensweisen des Babys wie unterschiedliche Nuancen des Weinens, Strampelns, Laute von sich geben etc. geht, entsteht der Eindruck von sehr ähnlichen Fallbeispielen aus dem europäischen Kulturraum. Bei Fantasien und Vorstellungen der Eltern hingegen sind spezifische kulturelle Eigenheiten zu erkennen:

Beispielsweise interpretiert der Vater des kleinen Emre in der Fallillustration von Rustin et al. (2008) den fokussierten Blick seines Sohnes auf die Zimmerdecke mit dem »Sehen« seiner älteren Schwester (ein kurz vor dem Geburtstermin tot geborenes Baby). Er unterstreicht seine Vorstellung damit, dass man das bei ihnen (in der Familie/in der Subkultur/in der heimatlichen Tradition) so sagen/glauben würde. Gleichzeitig erzählt er davon, dass auch er als Baby seine Schwester verloren hätte und seine Mutter ihm erzählt habe, dass auch er dasselbe gemacht habe. Auch schildert er, wie seine Mutter einen Volksglauben erwähnte, dass Babys »keinen Vorhang über den Augen« hätten. Sobald sie nämlich zu sprechen beginnen, komme ebendieser Vorhang, denn sonst würden die Kinder alles erzählen, was sie sehen. Auch wenn dieser Volksglaube beim ersten Hören etwas irritierend wirkt, spielt er auf den beginnenden Einfluss gesellschaftlicher Normen, die Zensur und somit die archaischen Spuren der Über-Ich-Instanz mit Aufkommen der Sprachfunktion an.

In der Diskussion des Fallbeispiels gehen die Autor*innen aus psychoanalytischer Sicht auf die Möglichkeit ein, dass Emre sich durch das Fokussieren auf die Zimmerdecke eventuell einer unangenehmen Erfahrung entziehen möchte, denn in dem Moment erzählt die Mutter über ihren älteren Sohn, wie er Emre an den Wangen zog (eine Liebkosungsgeste im türkischen Kollektiv, die aber auch schmerzhaft sein kann). Diesen Abwehrmechanismus eines Babys, sich in verzweifelten inneren Momenten mit seinen Blicken an Objekte zu klammern, beschreibt schon Bick in ihrem Artikel zur Bildung der psychischen »Häute« (2009, S. 37). Der Vater komme zudem mit der Erzählung vom »Sehen der Schwester« mit seinem eigenen, inneren Baby in Kontakt. Außerdem gehen die Autor*innen auch darauf ein, dass mit der angesprochenen Vorstellung des Vaters die »tote Schwester« in deren Fantasien immer noch lebe, und seine eigene Erfahrung aus der Babyzeit sowie der »Schatten der Schwester«, wie sie hier Reid (2003) zitieren, könnten in der Vater-Sohn-Beziehung ein Problem darstellen. Die Versorgung des Vaters der Familie mit türkischem Tee und Leckereien, wie sie in türkischen Familien grundsätzlich vorkommt, und die Sensibilität der Mutter in Bezug auf das Füttern assoziieren die Autor*innen mit dem unbewussten Bestreben der Familie, dieses Baby am Leben zu erhalten (beim toten Baby hatte sich die Mutter entgegen dem Rat der Ärzt*innen gegen einen früheren Kaiserschnitt entschieden).

Sprachlich auffallend ist in diesem Fallbeispiel von Rustin et al. (2008), dass die Wortwahl der Mutter auf Nähe anspielt, z. B. wie sie mit dem Baby über die Babybeobachterin spricht, als diese gerade zur Tür hereinkommt und sie mit »Arzu Teyzen« (2008, S. 104) (»Deine Tante Arzu [ist gekommen]«) benennt. Dabei entsteht ein Nahverhältnis sowohl zum Baby (die Beobachterin als Tante des Babys) als auch zu sich selbst (*Teyze* ist die Schwester der Mutter im Türkischen). Die im Türkischen gängige, sprachliche Liebkosung der Mutter ihres Babys mit »Paşam« (ebd., S. 105) (wörtl. »mein Pascha«) kann in diesem Fall auch auf eine universelle ödipale Bindung hindeuten und nicht sofort auf ein Patriarchat, wie vielleicht aus westlicher Sicht angenommen werden könnte.

Auch Kuşçu Orhan (2022), Özen Urcan (2022) und Serbest Saygılı (2022), Psychoanalytiker*innen in Ausbildung im İPD, schildern in ihren sehr interessanten Originalschriften in *Psikanaliz Yazıları*, eine Fachzeitschrift des İPD, mit dem Themenschwerpunkt *bebek gözlemi* (Babybeobachtung) ihre Beobachtungserfahrungen in türkischen Familien. Darin tritt wiederum die kosmopolitisch-bürgerliche Familienstruktur deutlich hervor, wodurch die Annahme näher rückt, dass die Babybeobachtung aktuell eher die Familien des Mittelstandes erreicht und (noch) nicht in dörflichen Gegenden mit traditionellen Familienstrukturen durchgeführt wird. Doch auch in diesen Familien lassen sich, wenn auch in marginalisierter Form, kulturelle Vorstellungen hinsichtlich der Babyentwicklung, z. B. *40'ı cıkmak* (»aus den 40ern herauswachsen«, »die vierzig Tage [des Wochenbetts] überwinden«) nachlesen.

Schlussbemerkungen

Die psychoanalytische Babybeobachtung ist aktuell in der Türkei institutionell gut verankert. Zweifelsohne ist die Möglichkeit der Ausbildung zur*zum psychoanalytisch orientierten Kinder- und Jugendlichenpsychotherapeut*in und nicht zuletzt auch die jüngst erworbene Akkreditierung innerhalb der IPA/COCAP für die Kinderpsychoanalyse im Speziellen eine Krönung auf dem langen und beharrlichen Weg vieler Bemühungen seitens engagierter Professioneller aus der Türkei und der Tavistock-Klinik.

Im Zuge der gesamten Institutionalisierungsbewegungen gab es aber vor allem zu Beginn auch persönliche Enttäuschungen seitens vieler Interessierter zwecks Akkreditierungsangelegenheiten und aufgrund der örtlichen Verlagerung der Babybeobachtung von Izmir nach Istanbul, die zu einer Abflachung der Initiativen in Izmir führte, womit zudem ein Brachliegen von grundsätzlichen Potenzialen in der Ägäis-Region einherging.

Für die Zukunft wäre eine institutionelle Verbreitung der psychoanalytischen Babybeobachtung auch außerhalb Istanbuls wünschenswert. Ein unabhängiges Psychotherapiegesetz in der Türkei könnte die vielfältige Verbreitung der Psychoanalyse forcieren, und kostengünstige bzw. kostenfreie psychoanalytische Behandlungen durch die Sozialversicherungsträger könnten dazu führen, dass die Psychoanalyse auch die breite Bevölkerung erreicht und damit an das Archaische des türkischen Kollektivs andockt. Dabei könnten die verborgenen Schätze der türkischen Kultur und Sprache in vielen Erzählungen, Assoziationen und Träumen der Patient*innen hörbar werden. Auch in den psychoanalytischen Babybeobachtungen in verschiedensten Teilen der Türkei könnte damit die Einbettung eines Babys in unbewusste, (sub-)kulturell geprägte Fantasien der sie umgebenden Primärpersonen näher verstanden werden. Auf diese Weise wäre im internationalen Rahmen die Tür zu einer interkulturell orientierten psychoanalytischen Babybeobachtung weiter geöffnet.

Gewidmet meinen Kindern Yade Lâl und Derin Tan, in Reminiszenz an ihre Babyzeit.

Literatur

Bick, E. (2009). Das Hauterleben in frühen Objektbeziehungen. In G. Diem-Wille &. A. Turner (Hrsg.), *Ein-Blicke in die Tiefe: Die Methode der psychoanalytischen Säuglingsbeobachtung und ihre Anwendungen* (S. 37–40). Klett-Cotta.

Bion, W.R. (2013 [1992]). *Lernen durch Erfahrung*. Übers. v.E.Krejci. Suhrkamp. Engl.: *Learning from Experience*. Basic Books, 1962.

Devereux, G. (2018). *Angst und Methode in den Verhaltenswissenschaften*. Psychosozial-Verlag.

El Shakry, O. (2017). *The Arabic Freud: Psychoanalysis and Islam in Modern Egypt*. Princeton University Press.

Freud, S. (1912e). Ratschläge für den Arzt bei der psychoanalytischen Behandlung, *GW VIII*, 375–387.

Freud, S. (1914c). Zur Einführung des Narzißmus. *GW X*, 137–170.

Hajek, G. (2023). *Die schwangere Psychoanalytikerin. Zur Bedeutung der weiblichen Potenz in der Psychotherapie*. Psychosozial-Verlag.

Hartmann, K. (2007). *Die Psychoanalyse im Libanon. Zur Entwicklung einer westlichen Profession in einer arabischen Gesellschaft*. Verlag Hans Schiler.

Hofstadler, B. (2012). *forschen – entdecken – erzählen. Zur Anwendung der Psychoanalyse für die qualitative Sozialforschung. Eine Einführung*. Löcker Verlag.

Kakar, S. (2012). *Kultur und Psyche. Psychoanalyse im Dialog mit nicht-westlichen Gesellschaften*. Psychosozial-Verlag.

Kayaalp, L. (2004). L'histoire d'un rendez-vous manqué: l'exemple de la Turquie. *Topique. L'Esprit du temps, 89*(4), 119–127.

Kızıltan, H. (2024). *Türkiye Psikanaliz Tarihinde Bir Öncü: Ulviye Etaner*. [Eine Pionierin der Geschichte der Psychoanalyse in der Türkei:Ulviye Etaner]. Düş/Düşün 70. Bağlam Yayınları.

Klein, M. (2006). *Das Seelenleben des Kleinkindes und andere Beiträge zur Psychoanalyse.* Klett-Cotta.

Kogan, I. (2011). *Mit der Trauer kämpfen. Schmerz und Trauer in der Psychotherapie traumatisierter Menschen.* Klett-Cotta.

Kuşcu Orhan, Ş. (2022). anne ile bebek arasında: iki yıllık bebek gözleminden notlar. [between mother and baby: notes from two years of infant observation.] *Psikanaliz Yazıları. bebek gözlemi, 45*, 103–116.

Magagna, J. & Güleç, N. (2022). *Bebeği anlamak. Ailesi içinde bebeği gözlemlemek.* [Das Baby verstehen. Das Baby innerhalb seiner Familie beobachten]. Düş/Düşün 51. Bağlam Yayınları.

Nadig, M. (1992). Der ethnologische Weg zur Erkenntnis. Das weibliche Subjekt in der feministischen Wissenschaft. In G.-A. Knapp & A. Wetterer (Hrsg.), *TraditionenBrüche. Entwicklungen feministischer Theorie* (S. 151–200). Kore.

Niedecken, D. (1997). *Namenlos. Geistig Behinderte verstehen.* Beltz.

Özbek, A. (2002). Izmir'de Bebek Gözlemi. »Infant Observation – Tavistock Modeli« Seminerleri Başladı [Infant Observation in Izmir. »Infant Observation – Tavistock Modell«. Die Seminare haben begonnen]. *Çocuk ve Gençlik Ruh Sağlıgı Dergisi [Turkish Journal of Child and Adolescent Mental Health], 9*(3), 206–207.

Özen Urcan, G. (2022). kendini arayış: bir ayrılık hikâyesi. [Looking for the self: a story of seperation.] *Psikanaliz Yazıları. bebek gözlemi, 45*, 127–139.

Reid, M. (2003). Clinical research: the inner world of the mother and her baby – born in the shadow of death. *Journal of Child Psychotherapy, 29*(2), 207–226. https://doi.org/10.1080/0075417031000138451

Rustin, M., Güvenir, T., & Özbek, A. (2008). Bir Olgu Örneği Üzerinden Bebek Gözlemi Seminerlerinin Psikanaliz ve Psikoterapi Eğitimindeki Yeri ve Önemi [Der Platz und die Wichtigkeit von Babybeobachtungsseminaren in der psychoanalytischen und psychotherapeutischen Ausbildung, dargestellt anhand eines Fallbeispiels]. *Çocuk ve Gençlik Ruh Sağlıgı Dergisi [Turkish Journal of Child and Adolescent Mental Health], 15*(2), 99–108.

Segal, H. (2023). *Melanie Klein'in Çalışmasına Giriş.* Übers. v. M. Tanık Sivri. İstanbul Bilgi Üniversitesi Yayınları. Engl.: *Introduction to the work of Melanie Klein.* Basic Books, 1973.

Serbest Saygılı, S. (2022). bebeğin, yokluğunda anne ile olan bağı. [baby's link with her mother – in her absence.] *Psikanaliz Yazıları. bebek gözlemi, 45*, 117–125.

Sharif-Nassab, A. (2008). Unveröffentlichtes Interviewtranskript aus dem Interview mit Hanna Segal. Mit freundlicher Genehmigung zur Paraphrasierung einer Passage.

Tunaboylu-Ikiz, T. (2004). Les raisons diverses d'un retard de 100 ans de la psychanalyse en Turquie. *Topique. L'Esprit du temps, 89*(4), 111–118.

Usak, H. (2020). Jenseits der Sprache. Zwischen Muttersprache und Fremdsprache. Die Organsprache. Szenisches Verstehen und unbewusst interkulturelle/-sprachliche Prozesse im Rahmen einer psychoanalytischen Fallarbeit. *texte. psychoanalyse. ästhetik. kulturkritik, 40*(3), 68–92.

Usak, H. (2021). Die Frau und der Karabasan–Islamische Elemente im psychoanalytischen Raum. *texte. psychoanalyse. ästhetik. kulturkritik, 41*(2), 90–105.

Usak, H. (2022). Zur blütenreichen Entfaltung des Islam in der Psychoanalyse. Erfahrungen aus der klinischen Praxis und assoziative Überlegungen. *Zeitschrift für freie psychoanalytische Forschung und Individualpsychologie, 2,* 125–150. https://doi.org/10.15136/2022.9.2.125-150

Usak, H. (2024). On Female Melancholia in Migration. Interpretations from the Turkish-Muslim Culture with a Case Vignette. *International Forum of Psychoanalysis*, 255–269. https://doi.org/10.1080/0803706X.2024.2303060

Usak-Sahin, H. (2013). *Psychoanalyse in der Türkei. Historische und aktuelle Spurensuche.* Psychosozial-Verlag.

Volkan, V. D. & Özbek, A. (1976). Psychiatric Problems within the Satellite-Extended Families in Turkey. *American Journal of Psychotherapy, 30*(4), 576–582.

Wardi, D. (1992). *Memorial Candles: Children of the Holocaust.* Tavistock/Routledge.

Winnicott, D.W. (1953). Transitional Objects and Transitional Phenomena. *The International Journal of Psychoanalysis, 34*(2), 89–97.

Psychoanalytic Infant Observation in Turkey
An ethnopsychoanalytic approach to its institutional development and cultural context

Summary: This article begins by tracing the development of institutionally established psychoanalytic infant observation in Turkey from its beginnings to the present day. Since the history of its institutionalisation cannot be comprehended independently of its protagonists, this article features three interviews with experts from Turkey, namely Taner Güvenir from Izmir, and Nergis Güleç and İnci Vural from Istanbul. The author also analyses the processes in the transfer of infant observation using the ethnopsychoanalytic approach, namely by critically considering (unconscious) interactions and irritations between the cultures and institutional dynamics. The second part outlines the cultural specifics in the traditional Turkish collective around pregnancy, birth and the early mother-baby relationship and shows short clinical scenes from the practice of the author. The interviewees' experiences and a case example from the original Turkish-language literature will also provide insight into the application of psychoanalytic infant observation in Turkey.

Keywords: infant observation in Turkey, ethnopsychoanalysis, institutional development, cultural context

Biografische Notiz

Hale Usak, Mag.[a] phil., Dr.[in] rer. nat., B. A., ist Psychoanalytikerin/Psychoanalytische Psychotherapeutin, Klinische und Gesundheitspsychologin und Erziehungswissenschaftlerin. Sie ist niedergelassen in freier psychoanalytischer Praxis in Innsbruck/Österreich. Seit 2013 ist sie Lehrbeauftragte an der Leopold-Franzens-Universität Innsbruck. Ihre Interessenschwerpunkte sind: Psychoanalyse in der Türkei, Institutionalisierungsgeschichte, Psychoanalyse mit türkisch-muslimischen Patient*innen im Migrationskontext. Kontakt: Hale.Usak@uibk.ac.at, haleusak@hotmail.com

Psychosozial-Verlag

Hans Sohni

Geschwisterdynamik

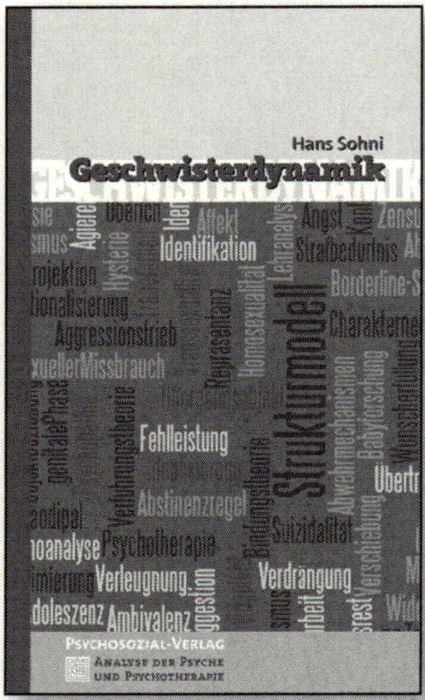

2011 · 140 Seiten · Broschur
ISBN 978-3-8379-2117-5

Mit Geschwistern verbindet man die Vorstellung von tiefer Verbundenheit, aber auch von Rivalität.

Sie sind in Mythologie und Märchen, in Biografien, Romanen und Filmen allgegenwärtig. In erstaunlichem Kontrast zur täglichen Lebenserfahrung und zur kulturellen Gewichtung wurden Geschwisterbeziehungen bis in die 1980er Jahre beinahe vollständig aus dem psychoanalytischen Diskurs ausgeblendet oder auf ein negatives Potenzial reduziert.

Diesem Desiderat setzt Hans Sohni eine psychoanalytische Entwicklungspsychologie lebendiger Geschwisterbeziehungen entgegen und bezieht familientheoretische, Entwicklungs- und präventive Ansätze ein. Er fasst den Geschwisterstatus als eigenständige Lebenserfahrung, beleuchtet dessen Einfluss auf die Persönlichkeitsentwicklung und untersucht die Dynamik von Abgrenzung und Bezogenheit. Sohni zeigt auf, welche Möglichkeiten die Berücksichtigung der Thematik in verschiedenen Therapiesettings bietet.

Walltorstr. 10 · 35390 Gießen · Tel. 0641-969978-18 · Fax 0641-969978-19
bestellung@psychosozial-verlag.de · www.psychosozial-verlag.de

Psychosozial-Verlag

Donald W. Winnicott

Kinder

Gespräche mit Eltern

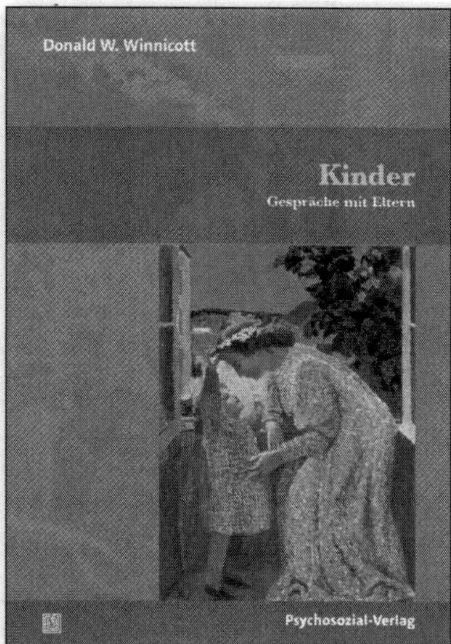

2024 · 146 Seiten · Broschur
ISBN 978-3-8379-3336-9

- **Ermutigende Anregungen zur Erziehung**
- **Basiert auf einem tiefen Verständnis des Eltern-Säuglings-Prozesses**
- **Vermittelt Wertschätzung für die natürlichen Talente von Eltern**

Die Verunsicherung von Eltern im Umgang mit ihren Kindern steht im Mittelpunkt dieser Sammlung von Aufsätzen des angesehenen Kinderpsychologen Donald W. Winnicott. Die Themen sind vielfältig: Wann ist es angemessen, nein zu sagen? Wie kann mit Eifersucht unter Geschwistern umgegangen werden? Wie entwickelt sich das moralische Empfinden des Kindes? Was »nervt« Mütter kleiner Kinder?

Winnicotts Ausführungen helfen Eltern, die alltäglichen Herausforderungen besser zu verstehen, und sie vermitteln Anleitungen, Kinder in ihrer Entwicklung zu unterstützen.

Walltorstr. 10 · 35390 Gießen · Tel. 0641-969978-18 · Fax 0641-969978-19
bestellung@psychosozial-verlag.de · www.psychosozial-verlag.de

Psychosozial-Verlag

Agathe Israel, Cecilia Enriquez de Salamanca (Hg.)

Beobachten lernen – ein kreativer Prozess

Intimität, Rhythmen, Entwicklungsräume. Jahrbuch für teilnehmende Säuglings- und Kleinkindbeobachtung 2024

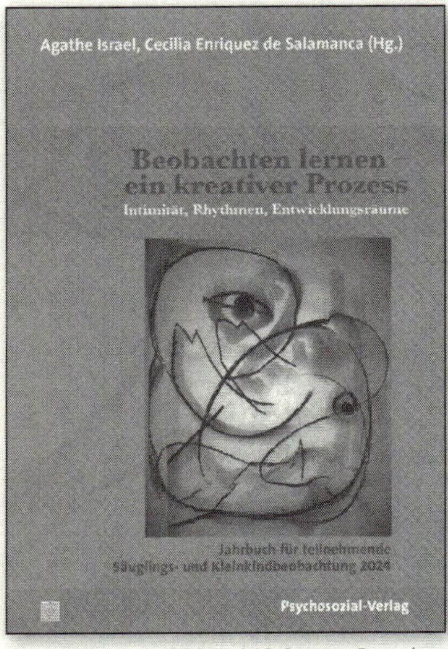

2024 · 142 Seiten · Broschur
ISBN 978-3-8379-3376-5

- **Anschauliche Darstellung anhand von praktischem Material**
- **Ermutigt dazu, einen Entwicklungsraum entstehen zu lassen, der frühe existenzielle Ängste transformieren kann**

Die Lernerfahrung der Säuglingsbeobachtung nach Esther Bick folgt im besten Fall dem natürlichen Entwicklungsprozess des Babys: Beobachter*innen müssen üben zu erkennen, wie das Baby emotional lernt. Die Beiträger*innen beschreiben, was es bedeutet, einen Säugling zu beobachten, und wie dies erlernt werden kann. Neben handwerklichen Aspekten wie detaillierter Rezeption und präziser Sprache betonen sie besonders die epistemologischen Aspekte wie Fühlen, Erkennen und Aushalten von Nicht-Wissen, die den Zugang zu frühen Ängsten und Bedürfnissen eröffnen.

Die Beiträge helfen, sich dem Erleben von Babys anzunähern, mit Kindern von Geburt an einfühlsam und reflektiert umzugehen und die infantilen Persönlichkeitsanteile im Erwachsenen zu erkennen. Sie dienen der Entwicklung der Grundhaltung in den psychoanalytischen, psychodynamischen und übertragungsfokussierten Verfahren.

Mit Beiträgen von C. Enriquez de Salamanca, A. Israel, M. Knott, D. Martin, M. T. Rodriguez Untoria, L. Schmidt und R. Winkler

Walltorstr. 10 · 35390 Gießen · Tel. 0641-969978-18 · Fax 0641-969978-19
bestellung@psychosozial-verlag.de · www.psychosozial-verlag.de